MICHELINE ARCIER

Die Wohltat der Düfte

SCHÖN UND GESUND DURCH AROMATHERAPIE

Massagen · Bäder · Kompressen

Inhalationen · Hautpflege

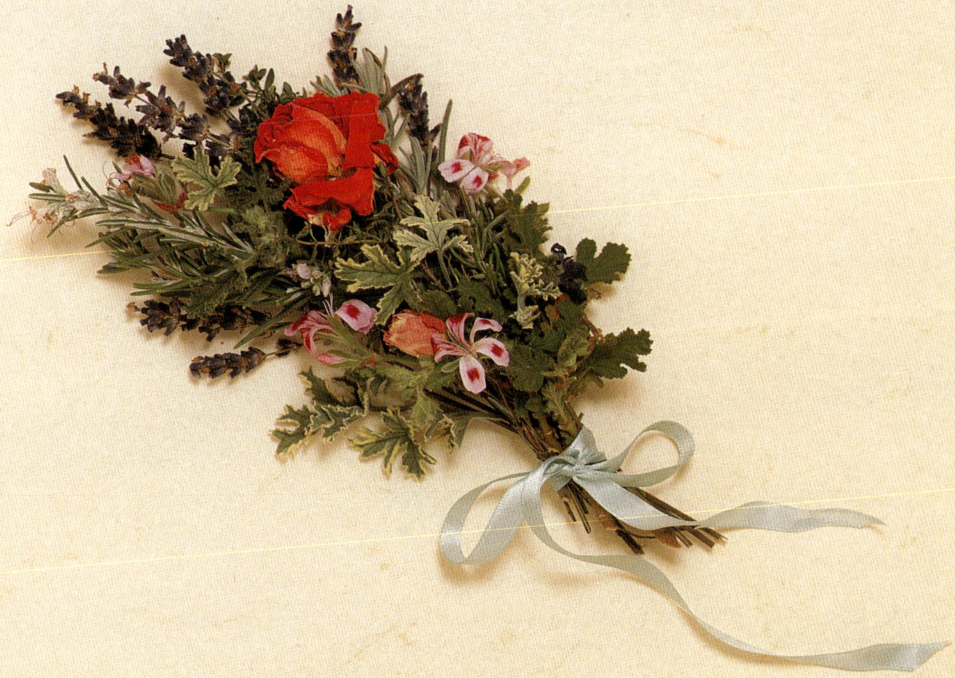

Bearbeitung Anne Johnson

MOSAIK VERLAG

Zum Gedenken an Omraam Mikhaël Aïvanhov

Titel der Originalausgabe: *Aromatherapy*
Originalverlag: The Hamlyn Publishing Group Ltd., London

Übersetzung aus dem Englischen: Lore Schultz-Wild
Redaktion: Irmgard Perkounigg

Umschlaggestaltung: Petra Dorkenwald
Umschlagfoto: James Murphy

Typographie: Caroline Sieveking, München

Der Mosaik Verlag ist ein Unternehmen der
Verlagsgruppe Bertelsmann

Satz: Filmsatz Schröter GmbH, München
Druck und Bindung: Mandarin Offset, Hongkong
Printed in Hongkong · ISBN 3-576-10080-6

Danksagung

Der Verlag möchte sich bei folgenden Fotografen und Organisationen für die Abdruckgenehmigung ihrer Fotos bedanken:

Ancient Art & Architecture Collection 11; Mary Evans Picture Library 12; Michael Holford 9; Landscape Only 17; World Press Network 1989, Marie Claire, Martyn Goddard 21

Für alle anderen Fotos, die im speziellen Auftrag für The Hamlyn Publishing Group Ltd. erstellt wurden, bei: Fiona Pragoff;
Elaine Charlesworth, Fotostyling; Kay Fielding, Make-up-Fotos und Frisuren

Außerdem dankt der Verlag folgenden Firmen für das Ausleihen von Requisiten: British Home Stores, Bodum (Großbritannien) Ltd., Smiths Glassware and China Ltd., Biocosmetics Ltd., Iden Croft Nurseries, Ian Sanderson Textiles

Inhalt

Vorwort 4

Was ist Aromatherapie? 6

Die Geschichte der Aromatherapie 8
Allgemeine Eigenschaften ätherischer Öle 14
Ätherische Öle in Stichworten 24

Techniken der Aromatherapie 48

Massage und Massageanwendungen 50
Aromatherapie-Massage 55
Aromatherapeutische Behandlung in der Schwangerschaft 84
Massage in der Schwangerschaft 90

Behandlung verschiedener Beschwerden 98

Streß 100
Hautpflege 105
Menstruationsbeschwerden 116
Das Klimakterium – ein neuer Anfang! 119
Übergewicht 126
Beinpflege 128

Allgemeine Gesundheitsstörungen
Depression 133
Grippe 135
Verdauungsbeschwerden 136
Schmerzen 137

Die Familie
Kinderpflege 139
Männer 141

Register 143

Vorwort

Niemand wird bestreiten wollen, daß Aromatherapie eine äußerst angenehme Therapie ist. Zu allererst jedoch ist sie eine Heilkunst mit starken Wirkungen auf Leib und Seele, die den Menschen als Ganzheit betrachtet und in diesem Sinne auch auf ihn eingeht.

Der Schlüssel zur Aromatherapie liegt in der gleichzeitigen Anwendung von ätherischen Ölen und Massage, womit zwei der wichtigsten menschlichen Sinne angesprochen und genutzt werden: Geruch und Gefühl.

Die Macht von Geruch und Gefühl

Ätherische Öle werden aus Pflanzen gewonnen, deren Heilkraft seit urdenklichen Zeiten bekannt ist. Sie stammen aus allen möglichen Teilen – Blüten, Blättern, Zweigen, Stengeln, Harz und sogar Wurzeln – vieler unterschiedlicher Pflanzen, vom allgegenwärtigen Rosmarin und den Geranien bis hin zu Exoten wie Patschuli oder Myrrhe.

Ätherische Öle haben vielerlei Eigenschaften; sie können, je nach gewählter Essenz, entspannend oder stärkend wirken und sind ganz allgemein stark antiseptisch, antibakteriell und desinfizierend. Als solche können sie gegen die unterschiedlichsten Beschwerden eingesetzt werden. Auch ihre Anwendungsweise ist sehr vielfältig: als Inhalation oder Kompresse, im Badewasser oder, am besten, bei der Massage eingerieben in die Haut.

Als Massage bezeichnet man die Behandlung des Muskelgewebes, jene jahrtausendalte Methode der Körperpflege, die sowohl gutes Aussehen als auch die Gesundheit fördert. Ätherische Öle können also entweder über den Geruchssinn aufgenommen werden oder, bei Anwendung auf der Haut, direkt durch die Poren in den Blutkreislauf gelangen.

Aromatherapie

Ich habe Aromatherapie in den vergangenen dreißig Jahren gelehrt und angewandt. Mit Unterstützung meiner Assistentinnen – ganz besonders von Judy Warren, deren Hingabe und Treue mir immer eine große Hilfe gewesen sind – war es mir möglich, eine Reihe von umfassenden Behandlungen gegen Streß, diesen Ursprung so vieler Übel, zu entwickeln.

Absicht und Ziel dieses Buches ist es, Ihnen Einblick in meine Art der Aromatherapie zu geben. Es ist keineswegs Ersatz für eine Behandlung durch qualifizierte Aromatherapeutinnen. Manche ätherischen Öle können so giftig wie andere wohltuend sein, und ich betone ausdrücklich, daß alle Leserinnen und Leser Eigenschaften und Qualität eines ätherischen Öls genau prüfen sollten, ehe sie es anwenden. Hinzuweisen ist auch darauf, daß Aromatherapeuten keine Ärzte sind. Sollten Sie irgendwelche Zweifel oder Fragen bezüglich

Ihrer Gesundheit haben, ist es immer am klügsten, ärztlichen Rat einzuholen.

Beruflich bin ich stark beeinflußt worden durch zwei Menschen. Der eine war Marguerite Maury, geboren in Österreich und verheiratet mit einem französischen Homöopathen in Paris, der ich 1959 auf einem Kongreß über Schönheitstherapie begegnete. Sie hatte eine geradezu magnetische Ausstrahlung. Mich faszinierte schon immer eine natürlichere Lebensweise in dieser zunehmend verseuchten, verschmutzten Welt, und sie machte mir klar, daß Aromatherapie genau das war, wonach ich immer gesucht hatte.

Der andere war Dr. Jean Valnet, den ich 1964 kennenlernte. Er ist der größte Spezialist für Aromatherapie in Frankreich und half mir außerordentlich beim Verständnis der medizinischen Hintergründe für die therapeutische Wirkung von Pflanzenessenzen. Ich bin ihm dankbar für sein bemerkenswertes Wissen, seinen umwerfenden Sinn für Humor und seine grenzenlose Großzügigkeit.

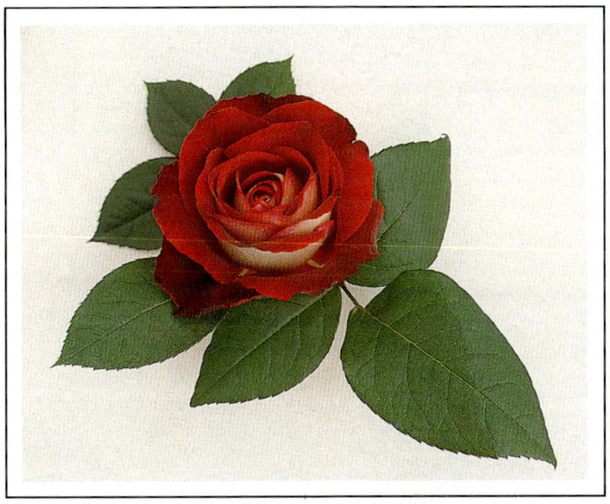

1974 dann hatte ich das Glück, dem großen Philosophen und spirituellen Meister Omraam Mikhaël Aïvanhov zu begegnen. Er lehrte mich, den Menschen samt seinen geistig-seelischen Bedürfnissen besser zu verstehen und tiefer in meine eigene Arbeit einzudringen. Ihm verdanke ich unglaublich viel.

Derzeit arbeite ich in meiner Londoner Klinik in der William Street und teile meine Zeit auf zwischen Patienten, Ausbildung, Vorlesungen, Forschung und der Entwicklung neuer Produkte. Meine Tochter Marie-Christine leitet inzwischen unser Unternehmen. Ohne ihre Hilfe, ihr Engagement und ihr Wissen wäre ich nie so weit gekommen, und dieses Buch wäre wohl nie geschrieben worden. In unserer Klinik werden ausschließlich Frauen behandelt, deshalb ist auch in diesem Buch durchgängig von Patientinnen die Rede.

Ich freue mich sehr über das allgemeine Interesse, das jetzt der Aromatherapie entgegengebracht wird. Gleichzeitig begrüße ich den Fortschritt moderner Technologie, die Wirkung und Nutzen ätherischer Öle prüft und bestätigt.

Aromatherapie jedoch wäre nichts ohne ihre Patientinnen. Gegenseitige Information und Kommunikation zwischen Aromatherapeutin und Patientin sind vielleicht zwei der wichtigsten Faktoren, die uns auf unserem weiteren Weg begleiten. In diesem Sinn biete ich Ihnen dieses Buch an.

Was ist Aromatherapie?

Schon seit Generationen wird Aromatherapie mit großem Erfolg angewandt. Hier werfen wir einen Blick auf die Geschichte, auf die vielfältigen Eigenschaften ätherischer Öle und die unterschiedlichen Methoden ihrer Gewinnung. Außerdem werden die gebräuchlichsten ätherischen Öle etwas ausführlicher vorgestellt.

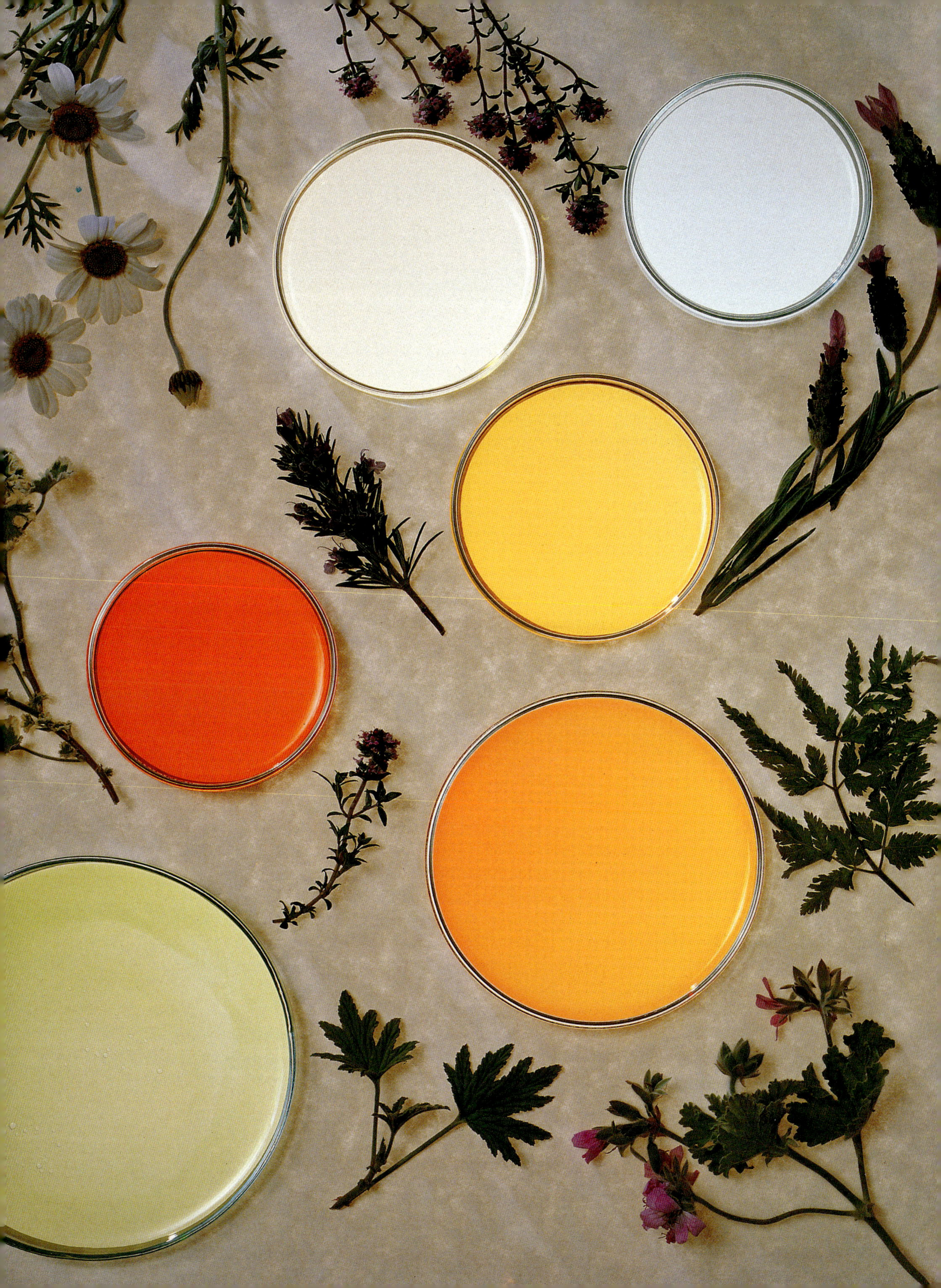

Die Geschichte der Aromatherapie

Die Geschichte von der Nutzung der Aromen zieht sich durch viele Zeitalter und Zivilisationen. In vielen Kulturen und über viele Epochen hinweg haben Pflanzen eine wichtige Rolle gespielt. Bei näherer Erforschung dieses Themas wird offensichtlich, wie umfassend das Wissen der antiken Zivilisationen in China und Ägypten, Indien, Arabien und Griechenland darüber war.

Chinesen und Ägypter

Wohlduftende Produkte wurden in China bereits Jahrhunderte vor Christi Geburt hergestellt. 4500 v. Chr. schrieb Kaiser Kiwant Ti ein Fachbuch über seine Entdeckungen pflanzlicher Eigenschaften. Zu diesen Pflanzen gehörten Rhabarber, Opium und Granatapfel, und das Interessante daran ist, daß er jeder Pflanze die Eigenschaften zuschrieb, die wir auch heute an ihnen erkennen.

Ägypten war eine der Wiegen der Wissenschaften, darunter auch Medizin, Pharmazie, Parfümerie und Kosmetologie, und alle standen sie unter dem Schutz des Gottes Horus. Das Grab des ersten ägyptischen Herrschers, König Menes, der etwa 3000 v. Chr. die Stadt Memphis gründete, wurde 1897 geöffnet, und dabei kamen die Überreste vieler aromatischer Produkte zum Vorschein. Im Jahr 1922 fand man im Grab von Tutanchamun, der etwa von 1347 bis 1337 v. Chr. regierte, Alabastervasen, in denen noch aromatische Essenzen dufteten.

Für die alten Ägypter waren Düfte Opfergaben an ihre Götter. In den Tempeln gab es einen kleinen Raum, in dem alle aromatischen Produkte zubereitet wurden. Im Tempel von Idfu beispielsweise entdeckte man einen Raum mit Inschriften, die in allen Einzelheiten die Formeln jener sehr kostbaren Parfüms aufzeigten, die von den Pharaonen und ihren Familien benutzt wurden.

Die Priester, die auch Ärzte waren, verwendeten vielerlei Arten von Aromen, wie Harze, Balsam, Pulver und so weiter, auf unterschiedlichste Weise; etwa in medizinischen Zubereitungen, für magische und religiöse Zeremonien oder zum Einbalsamieren der Verstorbenen.

Die Statuen der Götter wurden mit duftenden Ölen eingerieben. Einige Essenzen waren nur für bestimmte Gottheiten vorgesehen – etwa Myrrhe für die Mondgöttin und Weihrauch für den Sonnengott. Einer der bekanntesten Wohlgerüche hieß Kyphi und wurde von den Priestern benutzt. Es heißt, daß er aus

Altägyptische Frauen mit kegelförmigen Parfümbehältern auf dem Kopf. Diese Wachsgefäße enthielten vermutlich verschiedene Kräuter, und während das Wachs über den Perücken langsam schmolz, verbreiteten die Kräuter einen süßen Duft.

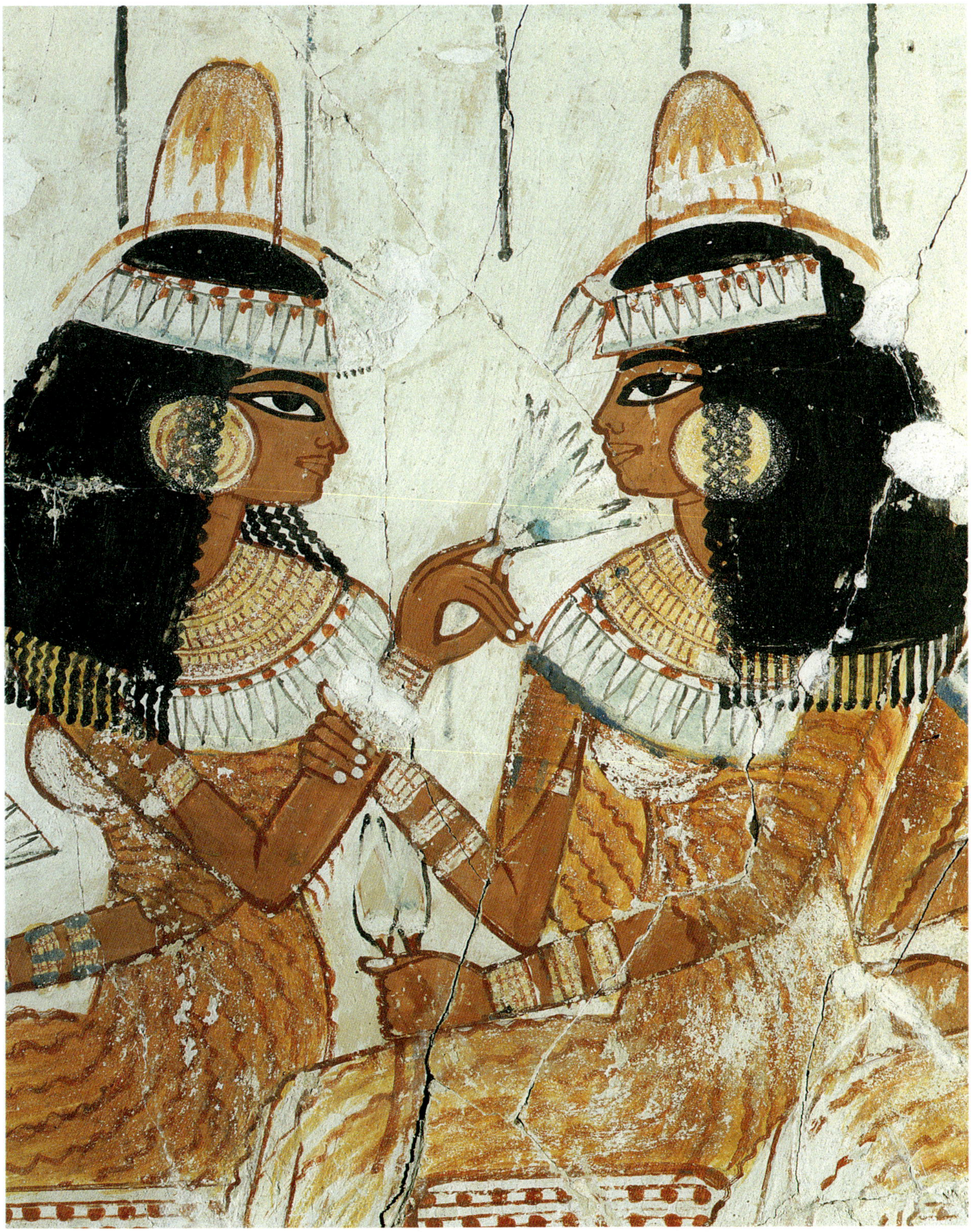

sechzehn verschiedenen Bestandteilen komponiert wurde, darunter Honig, Trauben, Myrrhe, Zimt, Terpentin, Wacholder, Kardamom und Wein, und streng und beißend roch.

Die Ägypter glaubten an die Wiedergeburt, weshalb sie den Körper auch nach dem Tode für seine Reise ins neue Leben in gutem Zustand erhalten wollten. Sie balsamierten ihre Toten mit duftenden Harzen und reinen Essenzen ein. Die antiseptische und antibakterielle Wirkung der aromatischen Produkte war so stark, daß Mumien noch nach Jahrhunderten in tadellos konserviertem Zustand gefunden wurden. Die vielen Gottheiten der ägyptischen Religion wurden meist in Gestalt von Tieren, wie Katzen, Stiere, Eidechsen oder Krokodile verehrt; sie wurden deshalb nach ihrem Tod ebenfalls einbalsamiert und mumifiziert.

Pflanzen fanden in vielerlei Form und für unterschiedliche Zwecke Verwendung. Die Ägypter wußten genau, wie die duftende Essenz jeweils zu gewinnen war. Zedernholz beispielsweise wurde in einem Tonbehälter erhitzt, dessen Öffnung mit Wollsträngen verschlossen war; das ätherische Öl ließ sich dann durch Kompression extrahieren. Pflanzen wurden auch in Wein gebeizt und als Betäubungsmittel verwendet. Viele Duftzubereitungen stellte man zum Schutz der Haut her; Kosmetika fanden sowohl zur Verschönerung als auch ihrer heilenden Eigenschaften wegen Verwendung. Eine Augensalbe, die als Lidschatten diente, wirkte zugleich auch als Schutz vor Augenkrankheiten.

Hebräer, Griechen und Römer

Das Wissen der Hebräer über Duftstoffe stammte von denjenigen ihrer Mitbürger, die einmal Gefangene in Ägypten gewesen waren. Sie verwendeten Weihrauch und aromatische Öle zum Salben in religiösen Zeremonien und zur Abwehr böser Geister. Auch sie wußten alles über die heilenden Eigenschaften von Pflanzen und nutzten sie in der Krankenpflege.

In Griechenland waren ätherische Öle nicht nur als Parfüms weit verbreitet, sondern auch als aromatische Zubereitungen für die Körperpflege. Auch als Heilmittel wurden sie verschrieben; Hippokrates machte den Versuch, die Ausbreitung der Pest in Athen durch das Ausräuchern der Straßen mit aromatischen Pflanzenessenzen zu verhindern.

Die Griechen gaben ihr Wissen an die Römer weiter. Durch ihre zahlreichen Eroberungen lernten die Römer viele Länder kennen, in denen aromatische Essenzen hergestellt wurden, und während der Regierungszeit von Julius Cäsar waren Parfüms überaus verbreitet. An allererster Stelle standen die Bäder, gefolgt von der Massage mit duftenden Ölen. Die Orte, an denen derartige Dienstleistungen angeboten wurden, erfreuten sich größter Beliebtheit und waren wichtige Zentren des gesellschaftlichen Lebens.

In Neros Palast gab es einige Räume mit Ebenholzpaneelen, hinter denen sich silberne Rohrleitungen verbargen, mit deren Hilfe die versammelten Gäste mit unterschiedlichen Duftwässern besprüht werden konnten. Das waren also die Vorgänger unserer heutigen Sprays und Luftverbesserer. Bei der Beerdigung seiner Gattin verbrauchte Nero soviel Weihrauch, wie in ganz Arabien im Laufe von zehn Jahren produziert worden war.

Araber und Europäer

Das Aufkommen des Christentums und der Niedergang des Römischen Reichs brachten einen Verfall der Aromakultur. Später begannen dann die Araber, Essenzen zu benutzen, und sie vervollkommneten die Kunst der Destillation. Im 10. Jahrhundert n. Chr. schrieb man dem berühmten arabischen Gelehrten Avicenna die erste Destillation zu, obwohl sie bereits vor seiner Zeit praktiziert worden war. Ätherisches Rosenöl und die Essenzen vieler anderer Pflanzen wurden destilliert und als Heilmittelextrakte gegen vielerlei Leiden angewendet.

Die Kreuzfahrer lernten alles über ätherische Öle von den Arabern – insbesondere die Kunst des Destillierens als ein Mittel zur Herstellung von Essenzen, die viel wirksamer als andere Drogen und Pflanzenauszüge waren. Zwischen dem 10. und 12. Jahrhundert brachten sie ihr Wissen mit in die Heimat. Auch die Eroberung Spaniens durch die Mauren begünstigte den Erfahrungsaustausch, beispielsweise mit Frankreich.

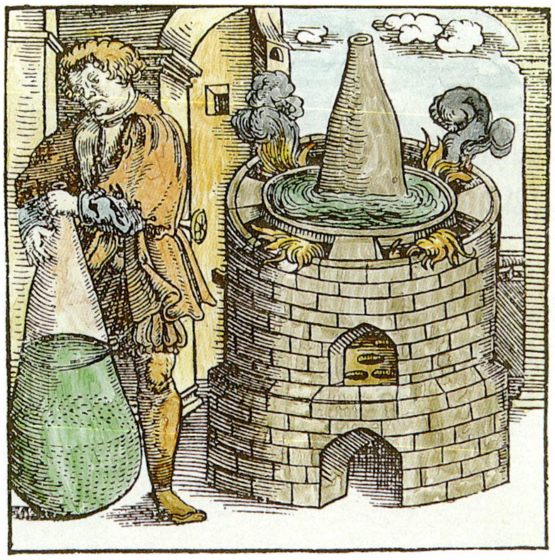

Seit Jahrhunderten kennt und praktiziert man die Destillation.

Im 15. Jahrhundert entwickelten die Italiener die Kunst der Parfümherstellung. Als Katharina von Medici nach Frankreich ging, um König Heinrich II. zu heiraten, befand sich in ihrem Gefolge auch Cosimo Ruggieri. Er war höchst erfolgreich in der Duftkunst und Herstellung medizinischer Heilmittel für die Königin. Außerdem verfügte er über besondere Kenntnisse in der Anwendung von Giften – mit dem Ergebnis, daß so mancher vergiftete Handschuh die unglückseligen Feinde der Königin erreichte!

Immer weiter verbreitete sich die Lust am Wohlgeruch. In England ließ Elisabeth I. ihre Umhänge und Schuhe mit aromatischen Ölen behandeln. Rosenwasser war äußerst beliebt und wurde großzügig in den Räumen versprüht.

Im 17. Jahrhundert war Ludwig XIV. von Frankreich ein besonderer Duftliebhaber. An jedem Tag der Woche hüllte sich sein Hofstaat in einen anderen auserwählten Wohlgeruch, um ihn zu erfreuen. Ironie des Schicksals: Am Ende seines Lebens, als er schon von der Krankheit gezeichnet war, konnte der König nur noch den Duft von Orangenwasser ertragen.

Viele aromatische Zubereitungen waren für unterschiedliche Zwecke vorgesehen; der wichtigste war zweifellos der, die unangenehmen Gerüche ungewaschener Körper zu überdecken. Auch als Aphrodisiaka, zur Steigerung der Liebeslust oder als Liebestrank wurden Duftprodukte ver- und gekauft.

Ein deutsches pharmazeutisches Nachschlagewerk von 1589 verzeichnet die Namen von achtzig ätherischen Ölen zur Behandlung verschiedener Leiden. Etwa zur selben Zeit wurde in der Provence erstmals Lavendelessenz hergestellt. Im 18. Jahrhundert erfanden die beiden italienischen Farina-Brüder eines der ersten Kölnisch Wasser, das unter der Bezeichnung *eau admirable* bekannt wurde.

Essenzen wurden auch verwendet, um Krankheitsepidemien zu bekämpfen,

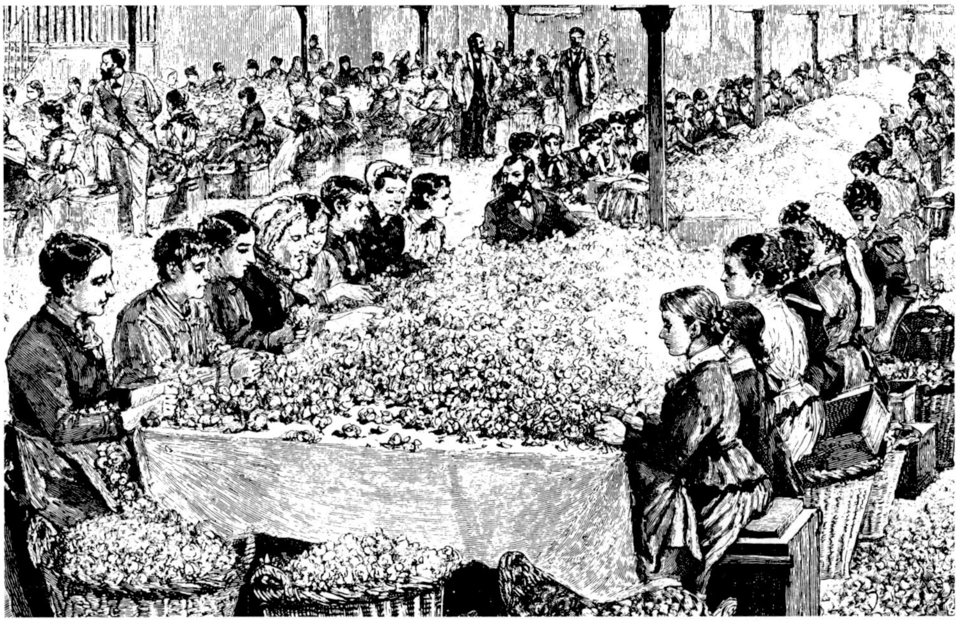

Die Vorbereitung von Blütenblättern für die Extraktion erfolgte immer von Hand.

die früher sehr häufig waren. Eine der bekanntesten Zubereitungen war der »Vier-Diebe-Essig« aus Absinth, Rosmarin, Lavendel, Salbei, Pfefferminze, Zimt, Muskat, Knoblauch und Kampfer, eingeweicht in Essig. Mit dieser Flüssigkeit wurde der gesamte Körper gegen Ansteckung eingerieben.

Das 19. Jahrhundert brachte neue wissenschaftliche Erkenntnisse, die zur Folge hatten, daß mehr und mehr Essenzen synthetisch hergestellt wurden. Dann schließlich folgte eine Zeit, in der ätherische Öle nahezu vollständig in Vergessenheit gerieten.

Die Neuzeit

Erst in diesem Jahrhundert ist das Interesse für Pflanzen und ihre Wirkstoffe wieder gewachsen, für ihre Anwendung in der Medizin wie für Gesundheits- und Schönheitspflege. Aromatherapie gewinnt wieder an Ansehen.

Es gibt eine Bewegung unter den europäischen Ärzten, Krankheiten durch Phytotherapie und insbesondere durch Aromatherapie zu heilen. Viele Pflanzenauszüge finden aber auch in der allgemeinen Allopathie Anwendung, in der Homöopathie, in Pflanzenzubereitungen und in der Bach-Blütentherapie. Der französische Chemiker R. H. Gattefossé, oft als Vater der Aromatherapie bezeichnet, hat die Eigenschaften ätherischer Öle lange erforscht. Während seiner Studien soll er sich einmal die Hand verbrannt haben, woraufhin er sie mit Lavendelessenz behandelte und eine bemerkenswert schnelle Heilung erzielte.

Jean Valnet in Paris ist weltbekannt für seine unschätzbare Arbeit über Aromatherapie. Er hat vielen Menschen die Philosophie einer natürlichen Medizin auf Pflanzenbasis in Verbindung mit der Schulmedizin nahegebracht. Zu seinen vielen Veröffentlichungen gehört auch *Praxis der Aromatherapie*, das Buch, das ich als Bibel zu diesem Thema betrachte.

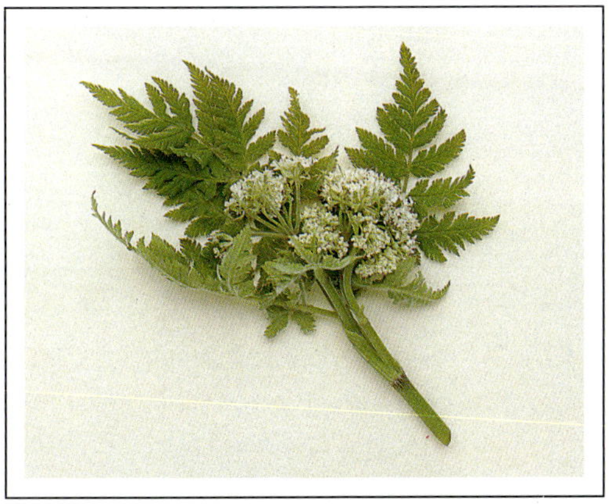

Die in Österreich geborene Marguerite Maury war die erste Nichtmedizinerin, die die tief durch die Haut wirkenden Kräfte ätherischer Öle erforschte. Ihr Werk beruht auf den Forschungen von Gattefossé und den eigenen klinischen Erfahrungen, die sie gemeinsam mit ihrem Mann gemacht hat. Ihr gelang der Nachweis, daß die rasche Aufnahme ätherischer Öle durch die Haut höchst wirksam ist. Sie entdeckte und wies den Weg zur Anwendung ätherischer Öle sowohl als Gesundheitspflege als auch zur Schönheitstherapie und schrieb das Buch *Das Geheimnis des Lebens und der Jugend.*

Einige Labors in Deutschland und Italien haben sich mittlerweile auf die Erforschung ätherischer Öle spezialisiert. Aromatherapie wird zunehmend beliebt. Der Nutzen ätherische Öle muß noch besser verstanden werden, sowohl von der Öffentlichkeit wie von den Ärzten. Die Tendenz zu mehr wissenschaftlicher Forschung, die dieses Verständnis ermöglichen wird, ist daher nur zu begrüßen.

Allgemeine Eigenschaften ätherischer Öle

Pflanzen haben schon immer eine wichtige Rolle für den Menschen gespielt. Sie liefern uns Nahrung, Kleidung, Heilmittel, sie beeinflussen durch ihren Duft auch Gefühle und Gedanken und schaffen so eine Atmosphäre des Wohlbefindens – man denke nur an die Wirkung eines Waldspaziergangs.

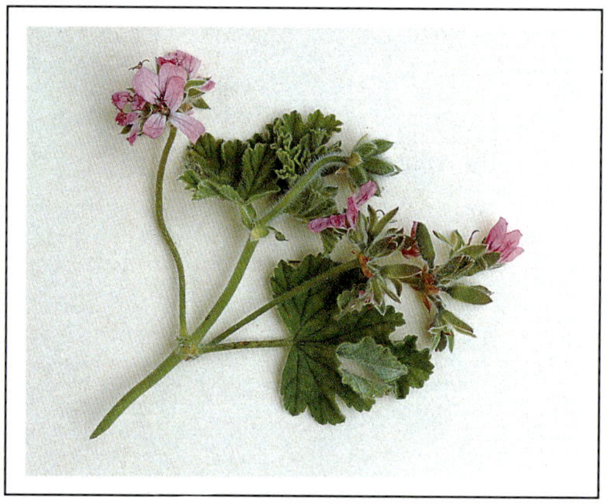

Die Gewinnung ätherischer Öle

Ätherische Öle werden aus den verschiedenen Pflanzenteilen gewonnen. Jasmin, Neroli und Ylang Ylang beispielsweise stammen aus den Blüten, Rosmarin, Lavendel, Rosen, Veilchen und Pfefferminze aus Blüten und Blättern, Geranie, Patschuli und Petit Grain aus Blättern und Stengeln, Sandelholz aus dem Holz, Bergamotte, Orange und Tangerine aus der Schale der Früchte, Walcholderbeere aus den Beeren, Myrrhe, Weihrauch und Styrax aus dem Harz und Vetiver aus den Wurzeln.

Die Natur der Pflanzenessenzen

Ätherische Öle unterscheiden sich von anderen Ölen insofern, als sie keinerlei Fettspuren hinterlassen; sie verflüchtigen sich rasch und sind fast immer leichter als Wasser. Zutreffender bezeichnet man sie daher als Essenzen. Im allgemeinen sind sie farblos, es gibt aber auch dunkelrote, bräunliche, blaue, grüne, gelbe oder goldene Tönungen. Sie sind ätzend, leicht brennbar, wohlriechend und kaum in Wasser, wohl aber in Alkohol löslich.

Ätherische Öle sind Lebenselemente. Die reine, unverfälschte Essenz ist

Die Kunst des Mischens von Pflanzenessenzen mit Pflanzenölen verlangt viel Übung und Erfahrung.

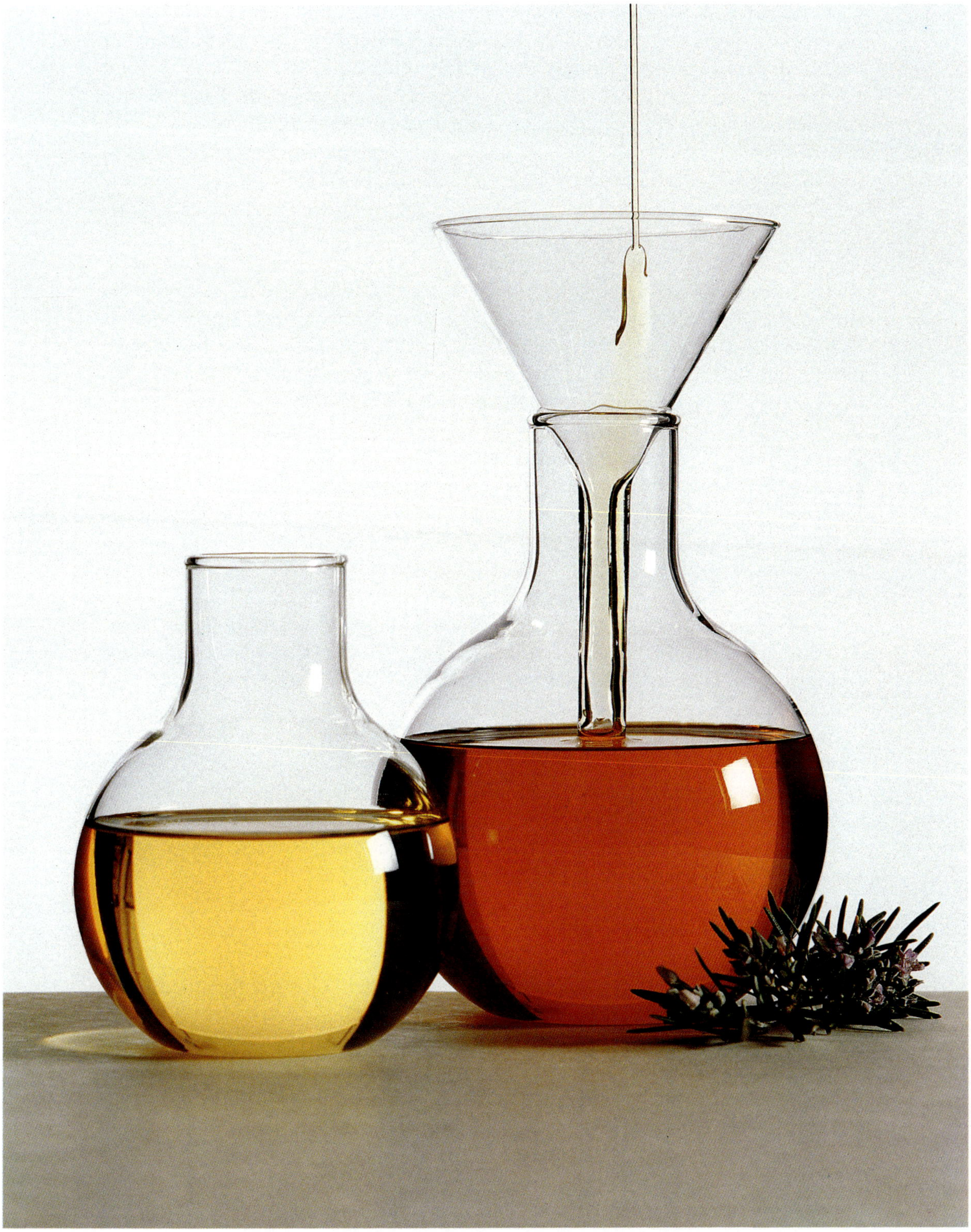

wirksamer, als es synthetische Nachbildungen sind, und verursacht weniger schädliche Nebenwirkungen. Die aromatische Essenz in ihrer Gesamtheit ist stärker als ihre Einzelbestandteile: Ätherisches Eukalyptusöl etwa wirkt stärker als das Derivat Eukalyptol. Chemisch gesprochen bestehen die Essenzen aus Alkoholen, Estern, Hydrokarbonaten, Aldehyden, Ketonen, Phenolen, Terpenen und Säuren. Noch immer sind einige der elementaren Bestandteile unerforscht, und bisher ist es nicht gelungen, ein ätherisches Öl mit hundertprozentiger Genauigkeit nachzubilden.

Qualität

Viele Faktoren können die Qualität einer Essenz beeinflussen, darunter der Boden, auf dem die Pflanze wächst, das Klima, die Art und Weise, wie das Rohmaterial gepflückt, gelagert und verarbeitet wird. Genau wie bei Weinen gibt es gute und schlechte Jahre für Essenzen. Die Stadt Grasse in Südfrankreich ist das bedeutendste Destillationszentrum für ätherische Öle.

Eigenschaften und Wirkungen

Ätherische Öle werden vor allem wegen ihrer antibakteriellen und antiviralen Eigenschaften geschätzt. Sie greifen Krankheitserreger an, ohne das Gewebe zu schädigen. Ihr Duft kann – auf dem Weg über den Geruchssinn – Stimmungen und Geisteszustände beeinflussen. Noch immer weiß man nicht genau, wie die Düfte unterschieden werden, sicher ist jedoch, daß die winzigen Duftmoleküle auf die Nervenzentren wirken und psychophysiologische Reaktionen auslösen. Zu den wichtigsten Eigenschaften der Essenzen gehört, daß sie das menschliche Immunsystem stärken und in der Lage sind, Angriffe von Viren, Bakterien und anderen Krankheitserregern abzuwehren.

Im Unterschied zu vielen Arzneien bleiben Essenzen – richtige Aufbewahrung vorausgesetzt – immer wirksam; die Zeit nimmt ihnen nichts von ihrer Kraft. Es macht keinen großen Unterschied, ob sie eingenommen oder äußerlich angewandt werden. Das war auch schon den Menschen der Antike bekannt. Als Wurmkur zum Beispiel verabreichten sie Knoblauch sowohl zum Einnehmen in flüssiger Form als auch als Packung für den Magen.

Im folgenden werden einige der wesentlichen Wirkungen ätherischer Öle aufgeführt.

Allgemein antiseptisch: Cajeput, Eukalyptus, Lavendel, Zitrone, Niauli, Kiefernadel, Rosmarin, Thymian

Antiseptisch im Bereich der Atmungsorgane: Basilikum, Lorbeer, schwarzer Pfeffer, Cajeput, Eukalyptus, Weihrauch, Lavendel, Zitrone, Myrrhe, Niauli, Kiefernadel, Styrax, Thymian, Veilchenblätter

Antiseptisch im Verdauungsbereich: Basilikum, Bergamotte, Cajeput, Kamille, Wacholderbeere, Lavendel, Majoran, Myrrhe, Orange, Pfefferminze, Rosmarin, Salbei, Thymian

Antiseptisch im Darmbereich: Basilikum, Cajeput, Kamille, Wacholderbeere, Lavendel, Zitrone, Niauli, Pfefferminze, Rosmarin, Thymian

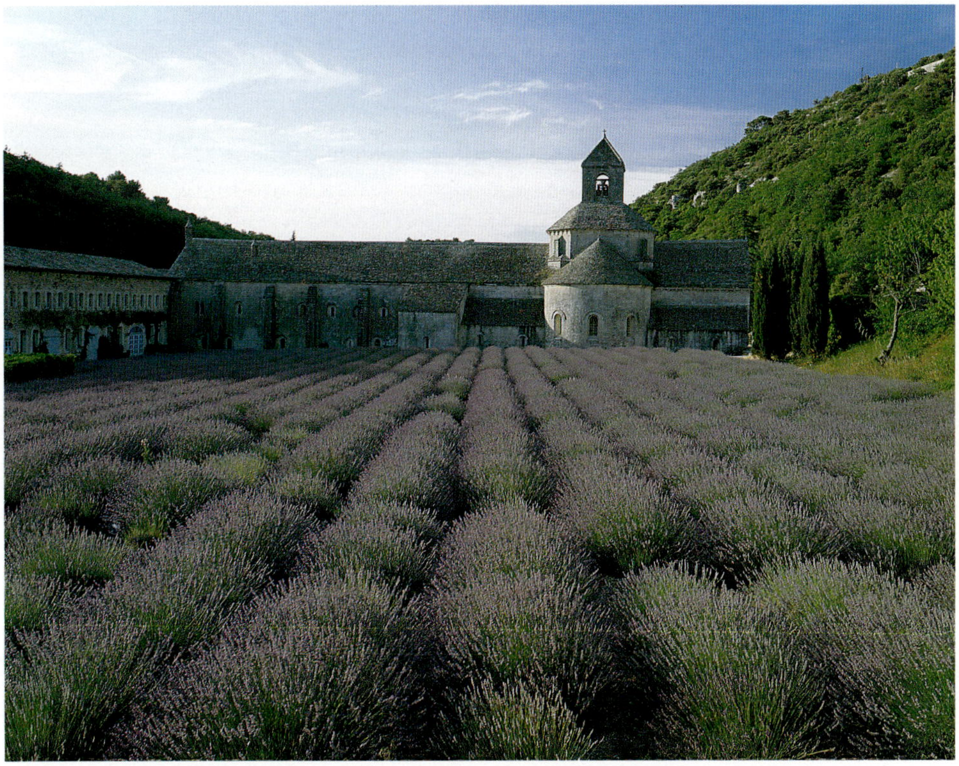

Ein lavendelfarbener Schleier liegt über den Feldern bei Gordes in Südfrankreich.

Antiseptisch im Nieren- und Blasenbereich: Schwarzer Pfeffer, Cajeput, Kamille, Zypresse, Eukalyptus, Wacholderbeere, Lavendel, Zitrone, Myrrhe, Niauli, Kiefernadel, Salbei, Sandelholz, Styrax, Thymian, Veilchenblätter
Antirheumatisch: Schwarzer Pfeffer, Cajeput, Kamille, Zypresse, Eukalyptus, Wacholderbeere, Lavendel, Zitrone, Majoran, Niauli, Kiefernadel, Rosmarin, Salbei, Tangerine, Thymian
Gut für den Blutkreislauf: Zypresse, Geranie, Lavendel, Rosmarin, Thymian
Unterstützend zur Lymphdrainage: Wacholderbeere, Rosmarin, Sandelholz
Gut für das Nervensystem: Basilikum, Kamille, Lavendel, Zitrone, Majoran, Neroli, Orange, Rose, Pfefferminze, Salbei, Thymian, Vetiver, Ylang Ylang
Gut für das System der inneren Sekretion: Basilikum, Cajeput, Wacholderbeere, Lavendel, Rose, Salbei, Thymian
Unterstützend bei Schlankheitskuren: Zitrone, Rosmarin, Tangerine, Veilchenblätter
Gegen Menstruationsbeschwerden: Basilikum, Kamille, Wacholderbeere, Lavendel, Myrrhe, Rose, Salbei, Thymian
Herzstärkend: Lavendel, Zitrone, Rosmarin
Stark anregend: Basilikum, Geranie, Majoran, Pfefferminze, Rose, Rosmarin, Salbei

Aufmunternd: Lorbeer, Bergamotte, Geranie, Weihrauch, Jasmin, Walcholderbeere, Lavendel, Orange, Patschuli, Pfefferminze, Rosmarin, Tangerine, Ylang Ylang
Pilztötend: Lavendel, Patschuli, Salbei, Thymian
Zur Raumdesinfektion: Eukalyptus, Geranie, Lavendel, Niauli
Gegen verstopfte Poren, gereizte und entzündete Haut: Kamille, Wacholderbeere, Neroli, Sandelholz
Gegen Acne vulgaris: Lorbeer, Wacholderbeere, Lavendel, Zitrone, Myrrhe, Niauli, Styrax, Thymian
Gegen Acne rosacea: Kamille, Zypresse, Geranie, Wacholderbeere, Neroli, Pfefferminze, Rose, Salbei, Sandelholz
Gut bei Dermatitis: Kamille, Patschuli, Sandelholz
Gut gegen Ekzeme: Kamille, Geranie, Wacholderbeere, Lavendel, Neroli, Pfefferminze, Salbei, Sandelholz
Gut gegen Psoriasis/Schuppenflechte: Cajeput, Wacholderbeere
Gut bei Wunden und Entzündungen: Bergamotte, Cajeput, Weihrauch, Lavendel, Zitrone, Myrrhe, Niauli, Thymian
Gut gegen Warzen: Basilikum, Zitrone, Thymian
Gut gegen Insektenstiche: Basilikum, Geranie, Lavendel, Rosmarin, Salbei

Medizinische Anwendung

Ätherische Öle werden in vielen Ländern als allgemeine Medikamente verwendet, besonders in Frankreich und in der Schweiz. Die Heilmittel bestehen entweder aus reinen Essenzen oder aus Mischungen mit anderen Substanzen.

Meine eigene Erfahrung beschränkt sich auf Frankreich. Meine erste Begegnung mit Dr. Valnet vor fünfundzwanzig Jahren eröffnete mir das Verständnis für die Anwendung von Essenzen im medizinischen Bereich. In Frankreich werden sie von Ärzten verschrieben, die sich auf Aromatherapie spezialisiert haben. Nach einer Diagnose, die wie in jedem anderen medizinischen Bereich erstellt wird, verordnet der Arzt ein ätherisches Öl in alkoholischer Lösung. Dieses Rezept kann in einer auf Aromatherapie spezialisierten Apotheke zubereitet werden. In der Regel nimmt man zwei- bis dreimal täglich zehn Minuten vor dem Essen auf ein Glas lauwarmes Wasser zehn bis zwanzig Tropfen dieser Medizin. Andere Zubereitungen ätherischer Öle gibt es als Pillen, Salben, Balsam oder Lotion.

Manche Aromatherapeuten empfehlen Eigenbehandlung auch für die innere Anwendung von Essenzen. Da aber ätherische Öle so hervorragend wirken, muß im Hinblick auf ihre derzeitige Beliebtheit auch sorgfältig auf die Gefahren geachtet werden, die bei unbekannter Herkunft und durch chemische Verfälschung entstehen können.

Ich selbst rate aus mehreren Gründen sowohl in meiner Klinik als auch in meinen Kursen ausdrücklich von der Einnahme ätherischer Öle ab. Denn erstens sind wir keine Ärzte, und nur medizinisch qualifizierte Fachkräfte können die Verantwortung für die richtige Einschätzung einer Krankheit und die dafür angemessene Medikation übernehmen. Zweitens könnte durch die

Einnahme reiner Essenzen die Magenschleimhaut angegriffen werden, weshalb ätherische Öle ja per ärztlichem Rezept in einer Alkoholverdünnung verschrieben werden. Drittens erfordert es große Erfahrung, Reinheit und Qualität der Essenzen zu beurteilen. Und schließlich können Essenzen in stärkerer Dosierung äußerst giftig sein, so daß bei sensiblen oder allergischen Patienten unerwünschte Reaktionen auf einzelne Bestandteile eintreten können.

Bisher gibt es zu wenig präzises Wissen über alle Eigenschaften, seien sie nun positiver oder negativer Natur, und die Allgemeinheit ist in dieser Beziehung kaum aufgeklärt.

Wie der Körper ätherische Öle aufnimmt

Aromatische Essenzen können mit neutralen pflanzlichen Ölen oder mit Alkohol vermischt auf vielerlei Weise angewandt werden: als Inhalation, Kompresse, Haarpflegemittel, Badezusatz oder in der Aromalampe zur Desinfektion der

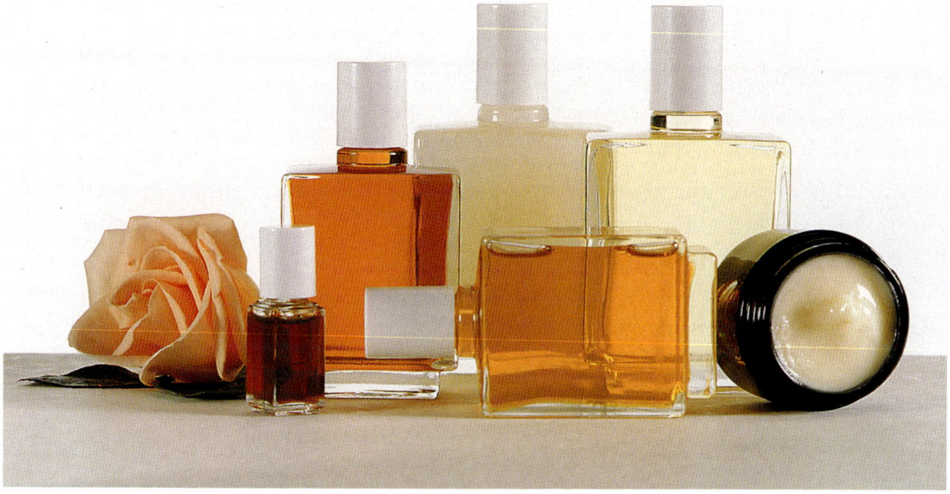

Eine Auswahl der Zubereitungen aus Micheline Arciers Klinik: Gesichts-, Körper- und Badeöle.

Raumluft. Man kann sie zu wunderbaren Parfüms mischen und in die Haut einmassieren.

Es ist bemerkenswert, wie gut ätherische Öle in die Haut eindringen, zunächst durch die Fettschicht, bis sie dann rasch durch die verschiedenen anderen Schichten in die Blutbahn gelangen. Die dafür notwendige Zeit liegt zwischen zwanzig und siebzig Minuten.

Vor vielen Jahren wurde einmal im Rahmen eines Laborversuchs eine kleine Stelle auf dem Kopf eines Meerschweinchens mit ätherischem Lavendelöl eingerieben. Schon fünfundzwanzig Minuten später waren Spuren der Essenz in den Nieren des Tiers nachweisbar.

Wie man Qualität erkennt

Der Farbton ist ein wichtiges Kennzeichen für Qualität. Generelles Mißtrauen ist angebracht bei allen Essenzen von wäßriger Konsistenz. Manchmal verändert sich der Farbton durch das Alter und die Oxydation. Frische Kamillenessenz beispielsweise ist blau; wenn sie älter wird und der Luft ausgesetzt war, wird sie braun.

Der Duft gibt ebenfalls wichtige Hinweise – allerdings nur jenen, die Experten in der Kunst der Unterscheidung sind. Der im allgemeinen scharfe Geruch ätherischer Öle kann in unangenehmen Gestank umschlagen, wenn sie nicht rein sind.

Hersteller, Lieferanten und Forscher benutzen ein Gerät namens Chromatograph, um Qualität und Reinheit einer Essenz zu prüfen. Dabei werden mit Hilfe eines Computers die Einzelbestandteile analysiert.

Die negative Seite

Wie bei allem im Leben, so gibt es auch bei ätherischen Ölen gute und schlechte Seiten. Im allgemeinen sind Essenzen äußerst nützlich, doch einige können – genau wie die Pflanzen – giftig sein.

Salbei und Rosmarin beispielsweise können in zu starker Dosierung bei entsprechend empfindsamen Menschen epileptische Anfälle auslösen. Majoran kann betäubend wirken und Pfefferminze schwindlig machen.

Es muß immer wieder daran erinnert werden, daß keineswegs alle Naturprodukte ungiftig und alle synthetischen Produkte giftig sind. Eine Überdosis, allzu lange oder übertriebene Anwendung von Essenzen, auch von ganz reinen, kann zu toxischen Reaktionen führen.

Einige ätherische Öle sind hochgiftig und sollten überhaupt nicht eingesetzt werden. Im Zweifelsfall ist immer eine erfahrene Aromatherapeutin zu Rate zu ziehen.

Herstellungsmethoden

Zu den Herstellungsmethoden gehören Destillation, der Einsatz von Lösungsmitteln, Enfleurage und die Expression (das Ausdrücken).

Destillation

Destillieren kann man Pflanzen, die durch Hitzeeinwirkung nicht beschädigt werden. Diese seit Jahrhunderten übliche Methode war eine der ersten zur Gewinnung von Pflanzenessenzen. Destillieren kann man entweder mit Wasser (das ist das älteste Verfahren) oder mit Wasserdampf (das ist das heutzutage üblichste Verfahren). Gelegentlich werden auch beide Methoden in einer Kombination angewandt.

Ein Korb voller Rosenblüten ist bereit für die erste Stufe der Extraktion. Hundert Kilo Blütenblätter sind nötig, um nur fünfzig bis achtzig Gramm ätherisches Rosenöl zu gewinnen – daher der hohe Preis.

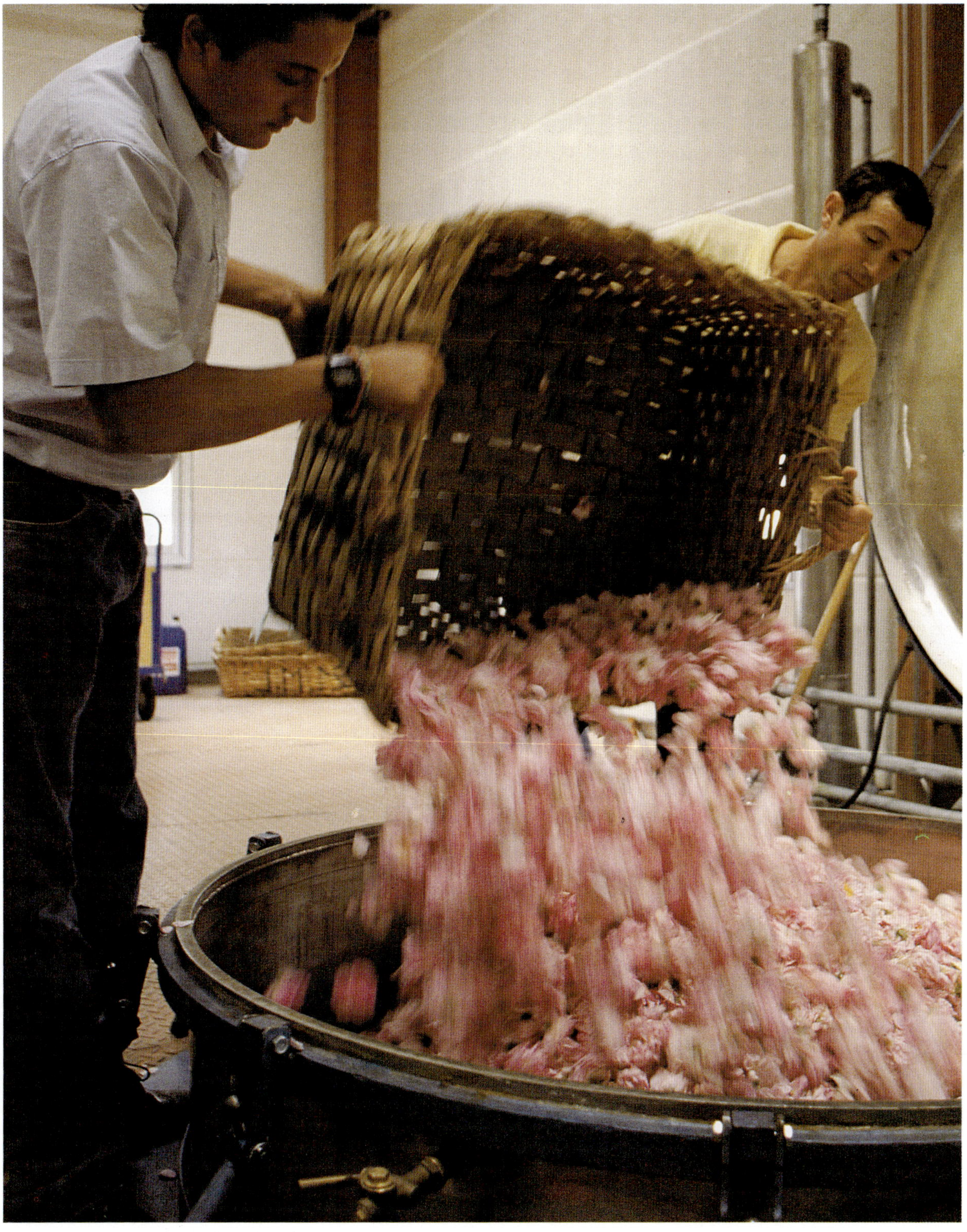

Der Unterschied zwischen beiden Methoden besteht darin, daß bei der Dampfdestillation Wasserdampf aus einem Boiler unter hohem Druck durch ein Röhrensystem in den Destillierapparat geleitet wird. Bei der Wasserdestillation wird das Wasser im Apparat selbst zum Kochen gebracht und dann durch die zu destillierenden Pflanzen gepreßt. Wenn der Wasserdampf die aromatischen Ölpartikel aufgenommen hat, wird er durch ein Kühlsystem in einen weiteren Behälter geleitet, wo Wasser und ätherisches Öl sich wegen ihrer unterschiedlichen Dichte wieder trennen.

Extraktion

Ätherische Öle als Pflanzenauszug gewinnt man entweder durch Lösungsmittel oder durch Enfleurage. Der komplexe Prozeß einer Extraktion durch Lösungsmittel – in der Regel ist es Petroleumäther – verlangt großes Geschick und viel technisches Wissen.

Auf der ersten Stufe entsteht eine duftende Materialmischung einschließlich der natürlichen Pflanzenwachse, die als Konkret bezeichnet wird. In der nächsten Phase wird diese Duftmasse mehrfach in warmem Alkohol gewaschen, woraufhin die konzentrierteste Form eines natürlichen Parfüms, ein Absolue, entsteht.

Im allgemeinen ist es besser, für therapeutische Zwecke keine auf diese Weise gewonnenen Essenzen zu verwenden, weil Spuren der Lösungsmittel übrigbleiben. Diese Methode eignet sich besser für Produkte der Parfümerie.

Enfleurage ist die älteste aller Gewinnungsmethoden und beruht auf dem Prinzip, daß Essenzen von Fett absorbiert werden: Auf einen Holzrahmen, das Chassis, wird eine Glasplatte gelegt und auf beiden Seiten mit einem leicht erwärmten Fett, etwa Speck oder Rindertalg, eingerieben, wobei an allen Rändern ein Freiraum bleibt. Dann werden Blütenblätter auf den eingefetteten Flächen verteilt und mehrere Chassis übereinandergestapelt, so daß die Blütenblätter zwischen zwei Fettschichten liegen. Täglich werden neue Blüten aufgetragen. Die nach mehreren Alkoholspülungen gewonnenen Auszüge werden als Enfleurageabsolue bezeichnet, die Fettrückstände werden von der Seifenindustrie verwertet.

Weil dieses Verfahren sehr arbeitsintensiv ist, wurde es unrentabel; nur noch im südfranzösischen Grasse, wo lange Erfahrung und großes Geschick in dieser Kunst vorhanden sind, werden noch heute ätherische Öle aus Jasmin, Orangenblüten (Neroli) und Rosen durch Enfleurage gewonnen.

Expression

Um Zitrusessenzen aus der Schale von Zitronen, Orangen, Tangerinen und Bergamotte zu gewinnen, kann man entweder die Schwamm-Methode oder das Ecuelle-Verfahren anwenden. Einmal wird die Schale zerquetscht und die Flüssigkeit von Schwämmen aufgesogen, aus denen sie dann wieder herausgedrückt wird. Hier wurde das frühere manuelle Auspressen inzwischen weitgehend von Maschinen übernommen.

Die Ecuelle-Methode ist vor allem in Süditalien verbreitet. Dabei werden die

Früchte in Behältern herumgerollt, deren Wände mit zahllosen Stacheln ausgekleidet sind. Die aus den angestochenen Früchten austretende Flüssigkeit fließt in einen weiteren Behälter und wird dann geklärt.

Vom Mischen und Umgang mit Essenzen

Ätherische Öle sind höchst flüchtige Elemente und sehr empfindlich gegenüber Licht und Lufteinwirkung. Man muß sie also sehr sorgfältig behandeln und dabei einige Punkte genau beachten.

Vor allem ist es wesentlich, die umfangreicheren Mischarbeiten in einem gut durchlüfteten Raum durchzuführen, um von der Stärke der ätherischen Öle nicht überwältigt zu werden. Dabei müssen absolut saubere und trockene Geräte benutzt werden, weil schon ein einziger Tropfen Wasser die Öle trüben und ihre Qualität beeinträchtigen könnte, andererseits jedes kleinste Stäubchen wieder ausgefiltert werden müßte.

Reine ätherische Öle werden am besten in braunen Glasfläschchen (nicht in Plastik) aufbewahrt, weil übermäßige Lichteinwirkung ihre Eigenschaften zerstört und das Öl wäßrig werden läßt. Nach jeder Entnahme müssen die Fläschchen sofort wieder verschlossen werden, um Oxydation und Verschmutzung zu verhindern. Größere Vorräte an ätherischen Ölen sollten aus denselben Gründen in mehrere kleinere Behälter umgefüllt werden.

Es sollten nur erstklassige Essenzen und neutrale pflanzliche Öle Verwendung finden. Im allgemeinen ist der Preis ein guter Qualitätsmaßstab, weil natürlich auch billigere Mischungen aus natürlichen und synthetischen Essenzen von geringerer Qualität hergestellt werden können, die dann für die Aromatherapie nicht geeignet sind.

Für die Kunst des Mischens sind manche Menschen einfach begabt, während andere trotz größter Bemühungen nie zu wirklich guten Ergebnissen kommen. Es muß eine Vielzahl von Faktoren in Betracht gezogen werden: die therapeutische Potenz der Essenzen, ihre Verträglichkeit miteinander und ihre Duftstärke. Außerdem ist eine korrekte Diagnose der Haut und des Gesundheitszustands der Patientin erforderlich, damit die richtige Essenz in der richtigen Konzentration zur Anwendung kommt.

In meinen Kursen lasse ich die Teilnehmerinnen je ein Gesichts- und ein Körperöl zubereiten. Das richtige Mischungsverhältnis von ätherischem zu Trägeröl ist ein bis drei Prozent bei Gesichtsölen, zwei bis fünf Prozent für Körperöle. Nach dieser Formel bereiten alle Teilnehmerinnen aus den gleichen Rohstoffen, in den gleichen Behältern und unter denselben atmosphärischen Bedingungen ihre Öle zu, doch beim Vergleich der Ergebnisse zeigen sich die Unterschiede. Es ist unmöglich, daß zwei Menschen identische Ölmischungen herstellen, weil sie unterschiedliche Hände und elektromagnetische Felder haben und diese beiden Faktoren das Endergebnis beeinflussen.

In der Theorie läßt sich eine Menge lernen, doch wirkliches Können entsteht erst durch regelmäßige Praxis. Die Kunst besteht nicht nur im Mischen, sondern ebensosehr in der Erkenntnis, welche ätherischen Öle die jeweilige Patientin gerade benötigt.

Ätherische Öle in Stichworten

Eigenschaften und Qualität der ätherischen Öle schwanken je nach Ursprungsland und Sachkenntnis beim Herstellungsprozeß. Die nun folgende Zusammenstellung ist zwar bei weitem nicht vollständig, enthält aber jene Essenzen, die ich bei meiner Arbeit am häufigsten verwende.

Basilikum

Ocimum basilicum

Herkunft
Der Name stammt aus dem Griechischen: *basileus* bedeutet König. Seit dem 12. Jahrhundert wird die Pflanze in Südfrankreich angebaut. Auch Indien ist ein traditionelles Ursprungsland; dort gilt Basilikum als heilige Pflanze und wird den Hindugöttern Krischna und Vischnu geopfert. Weltweit gibt es mindestens einhundertfünfzig verschiedene Basilikumsorten. Der kleine duftende Busch hat weiße Blüten.

Essenz
Durch Wasserdampfdestillation der Blätter gewinnt man ein blaßgrünes Öl, das leicht nach Kampfer riecht.

Hauptsächliche Anwendung
- nervenstärkend und auf natürliche Weise beruhigend
- stellt in Streßsituationen die innere Harmonie wieder her
- überwindet Ermüdungsphasen und fördert geistige Konzentration
- unterstützt schwache Verdauung
- reguliert den weiblichen Zyklus
- ausgezeichnet bei Erkältung und Husten
- hilft gegen Schwindelanfälle und Epilepsie
- nützlich in Fällen von gestörtem Riechvermögen
- kann Warzen zum Schrumpfen bringen, Insektenstiche und Schlangenbisse lindern

Vorsicht
Im Übermaß verwendet kann es stark deprimierend wirken.

Lorbeer

Pimenta racemosa

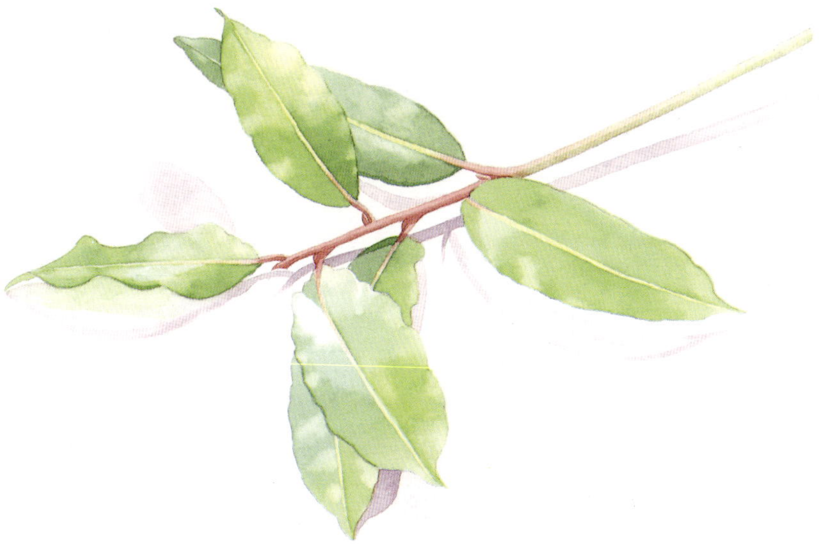

Herkunft

Als kleiner bis mittelgroßer Baum wächst Lorbeer wild auf den Westindischen Inseln und in Venezuela, wo er auch angepflanzt und kultiviert wird.

Essenz

Durch Wasserdampfdestillation der Blätter entsteht ein ätherisches Öl im Farbbereich zwischen Gelb und Dunkelbraun. Der Duft ist warm, stechend und würzig.

Hauptsächliche Anwendung

- ❊ gutes allgemeines Tonikum
- ❊ starkes Antiseptikum im Bereich der Atemwege, gut bei Erkältung, Grippe, Bronchitis, Nebenhöhlen- und Lungenentzündung
- ❊ muntert Menschen auf, die zu Depressionen neigen, keinen Schwung und wenig Durchhaltevermögen haben
- ❊ gut für das Haar

Bergamotte

Citrus bergamia

Herkunft
Den Bergamottebaum findet man hauptsächlich in Süditalien; er wächst aber auch in Marokko und Westafrika.

Essenz
Das ätherische Öl wird aus der Schale der fast reifen Frucht ausgedrückt. Die ursprünglich smaragdgrüne Farbe verblaßt mit zunehmendem Alter und unter Sonneneinwirkung. Der Duft ist süß und exotisch.

Hauptsächliche Anwendung
- gut für die Verdauung
- bekämpft Magen-Darm-Probleme, einschließlich Koliken
- fiebersenkend
- muntert auf bei Depressionen und allgemeiner Müdigkeit
- appetitanregend
- hilft gegen Hämorrhoiden
- gut bei Hautverletzungen, wie Wunden, Geschwüre und Kratzer

Vorsicht
Wer Zubereitungen oder Mischungen mit Bergamotteöl verwendet, sollte auf Sonnenbäder unbedingt verzichten, weil sonst Probleme mit der Hautpigmentierung entstehen könnten.

Schwarzer Pfeffer

Piper nigrum

Herkunft
Einstmals als eines der teuersten Gewürze der Welt gehandelt, wird schwarzer Pfeffer schon seit zweitausend Jahren im Süden und Südosten Indiens sowie auf den indonesischen Inseln kultiviert. Heute sind die Hauptanbaugebiete Indonesien, Malaysia und Madagaskar. Nur ein geringer Teil der Pfefferernte wird zur Gewinnung ätherischen Öls verarbeitet – die wichtigsten Destillationszentren liegen in Europa und den USA.

Essenz
Bei der Wasserdampfdestillation der getrockneten, zerquetschten, noch nicht ganz ausgereiften Früchte des Pfefferstrauchs entsteht ein blaßgelbes Öl, das mit zunehmendem Alter immer dunkler und dickflüssiger wird. Der Duft ist würzig und durchdringend.

Hauptsächliche Anwendung

- fiebersenkend
- muskelstärkend und deshalb nützlich etwa bei Leistenbruch
- schleimlösendes Hustenmittel, besonders wirksam bei älteren Menschen
- nützliches Antiseptikum im gynäkologischen Bereich, sowie bei Problemen mit Nieren und Blase
- gut gegen Schmerzen aller Art
- gut bei Müdigkeit und schwacher Muskelspannung
- verdauungsanregend

CAJEPUT

Melaleuca leucodendron

Herkunft

Der Name stammt vom malaysischen *caju-put* und ist auch in Australien verbreitet. Gelegentlich wird der Baum auch Sumpf-Tea-Tree genannt; seine weißen Blüten hängen an einem langen Dorn, die Blätter riechen sehr intensiv.

Essenz

Die Wasserdampfdestillation der frischen Blätter und Knospen ergibt ein farbloses oder blaß grünlichgelbes Öl mit starkem, klarem Aroma. Es vermittelt ein Gefühl der Sauberkeit von innen heraus und wirkt als Duftstoff hervorragend zur Luftverbesserung.

Hauptsächliche Anwendung

- starkes Antiseptikum
- wirkt aufmunternd im Stimmungstief
- positiver Einfluß auf die Atemwege bei Erkältung, Grippe, Nebenhöhlenbeschwerden, Bronchitis, Halsentzündung, Asthma und Tuberkulose
- gut gegen Verdauungsbeschwerden und Brechreiz
- nützlich in Fällen von Blasen- und Harnleiterentzündung
- hilfreich auch bei Durchfall
- wirkt regulierend bei Menstruationsschmerzen
- hilft gegen Nervenschmerzen, auch verbunden mit Zahn- und Ohrenschmerzen
- gut gegen Akne und Schuppenflechte
- wohltuende Wirkung bei offenen Wunden und Hautreizungen
- gut gegen Gliederschmerzen und rheumatische Beschwerden
- hilft bei der Überwindung von geistiger Erschöpfung

Römische Kamille

Anthemis nobilis

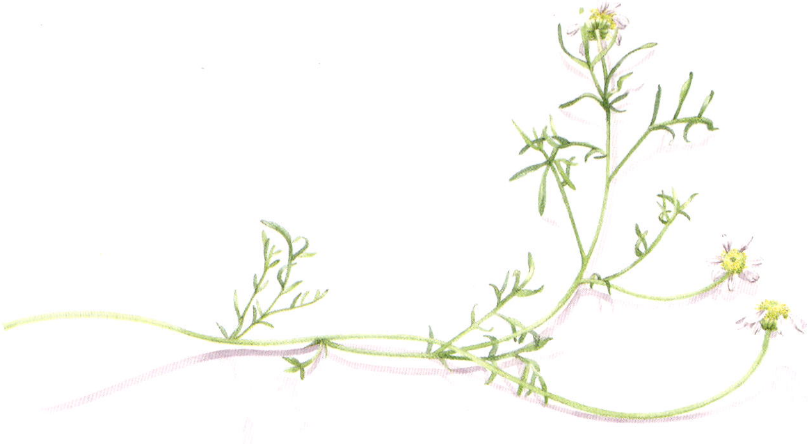

Herkunft

Die Römische Kamille ist eine weitverbreitete Pflanze, die in den gemäßigten Regionen ganz Europas wächst.

Essenz

Durch Wasserdampfdestillation der getrockneten Blüten gewinnt man ein blaßblaues ätherisches Öl, das sich mit zunehmendem Alter grünlichgelb verfärbt. Der Duft ist warm und fruchtig; in schwacher Dosierung wird er besonders zur Behandlung von Kindern empfohlen.

Hauptsächliche Anwendung

- ausgleichende und anregende Wirkung auf das Verdauungssystem
- gut bei Geschwüren im Magen-Darm-Bereich
- beruhigt das Nervensystem
- gut gegen Depressionen, Reizbarkeit, Schlaflosigkeit, starke Gemütserregungen und Angstzustände
- hilfreich in Fällen von Anämie
- erleichtert Beschwerden der Wechseljahre, wie Hitzewallungen, Schweißausbrüche, Schmerzen und Wasseransammlungen im Gewebe
- gut gegen alle Beschwerden vor Beginn der Regelblutung (prämenstruelles Syndrom)
- erleichtert bei Nervenschmerzen
- gut gegen Hautirritationen, wie Ausschläge, Ekzem, Nesselfieber, Verbrennungen, wunde Stellen, offene Wunden, Herpes und Schuppenflechte

ZYPRESSE

Cupressus sempervirens

Herkunft

Der große immergrüne Baum wächst in Südfrankreich, wo der überwiegende Teil der ätherischen Öle gewonnen wird, aber auch in Italien, auf Korsika, in Spanien, Portugal und Nordafrika.

Essenz

Die Wasserdampfdestillation der Nadeln und Zweige ergibt ein ätherisches Öl von blaßgelber bis grüner Färbung, mit einem fichtennadelähnlichen Duft.

Hauptsächliche Verwendung

- antirheumatische Wirkung
- wohltuend in den Wechseljahren
- gut für den Blutkreislauf, gegen Krampfadern und Hämorrhoiden
- entwässernd
- lindert Husten

EUKALYPTUS

Eucalyptus globulus

Herkunft

Eukalyptus wird in Südeuropa, Nordafrika und Australien gepflanzt. Nur fünfzehn seiner vielen Varianten werden zur Ölherstellung verwendet.

Essenz

Bei der Wasserdampfdestillation von Blättern und älteren Zweigen entsteht ein sehr dünnflüssiges, blaßgelbes Öl. Es reinigt die Luft und ist insbesondere bei Erkältungen und Grippe sehr hilfreich. Eukalyptus ist eines der wichtigsten ätherischen Öle, das in der Pharmazie Verwendung findet.

Hauptsächliche Anwendung

- starkes Antiseptikum
- besänftigt die Atemwege, etwa bei Husten und Erkältung, Krupphusten, Lungenentzündung, Asthma, Tuberkulose, Bronchitis, Nebenhöhlenentzündung und Grippe
- nützlich gegen Blasenentzündung
- fiebersenkend bei Krankheiten wie Masern, Typhus und Malaria
- gut gegen Nervenschmerzen, Kopfweh und Migräne
- lindert rheumatische Beschwerden
- nützlich für Diabetiker

Geranie

Pelargonium graveolens

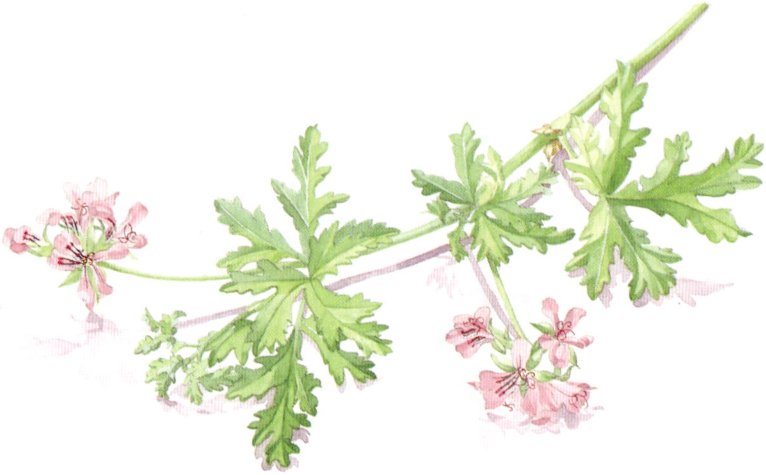

Herkunft
Nur etwa sieben der rund siebenhundert verschiedenen Geranienarten finden bei der Herstellung ätherischer Öle Verwendung. Der auserlesenste Duft stammt von der Bourbon-Geranie; sie wächst auf der Insel Réunion im Indischen Ozean, wo die Hälfte der gesamten Weltproduktion dieses Öls hergestellt wird, und in Algerien.

Essenz
Blätter und Stengel werden vor der Blüte gesammelt, bei der Wasserdampfdestillation entsteht ein gelblichgrünes bis braunes ätherisches Öl von starkem Aroma. Es ist sehr beliebt wegen seiner belebenden und aufmunternden Wirkung. Der Duft macht es zum hochgeschätzten Zusatz bei vielen therapeutischen Ölen ohne eigenen attraktiven Geruch.

Hauptsächliche Anwendung
- belebende Wirkung auf den gesamten Organismus
- fördert den Blutkreislauf
- entwässert
- erleichtert bei Nervenschmerzen
- nützlich gegen Durchfall und Magen-Darm-Katarrh
- lindert bei Brustdrüsenentzündung
- heilt Wunden und Verbrennungen
- gut gegen trockenes Ekzem und Frostbeulen
- schützt vor Mückenstichen

JASMIN

Jasminum officinale

Herkunft

Jasmin wird in vielen Teilen der Welt angebaut, so in Indien, Frankreich und Ägypten, im Iran wie im Libanon, auf Korsika, in Italien, China und Marokko.

Essenz

Das aus den Blüten extrahierte ätherische Öl hat eine satte rubinrote Farbe und einen warmen, blumigen Duft.

Hauptsächliche Anwendung

- es hebt die Stimmung und wirkt allgemein wärmend
- beruhigt das Nervensystem

WACHOLDER

Juniperus communis

Herkunft

Wacholder wächst als kleiner Busch in vielen Teilen der Welt, einschließlich Mittel- und Südeuropa, Nordamerika und Kanada.

Essenz

Wasserdampfdestillation der reifen getrockneten Beeren und der Blätter ergibt ein dünnflüssiges, blaßgelbes ätherisches Öl von kiefernadelähnlichem Duft.

Hauptsächliche Anwendung

- appetitanregend und gut gegen Verdauungsbeschwerden
- stark antiseptische Wirkung auf die Harnwege, stark entwässernd, hilfreich bei Blasenentzündung, aber Vorsicht: niemals einzusetzen bei Nierenentzündung
- hilfreich für Diabetiker
- gut gegen Menstruationsbeschwerden
- anregend und aufmunternd – besonders hilfreich bei Schwächeanfällen
- gut gegen Gliederschmerzen und Rheumatismus
- stärkt das Immunsystem
- ausgezeichnet bei der Massage schwacher Muskulatur
- gut gegen Lähmungserscheinungen
- gut gegen verschiedene Hautprobleme, einschließlich Ekzem, Akne und Schuppenflechte
- gute Heilwirkung bei nässenden Wunden

Lavendel

Lavandula officinalis

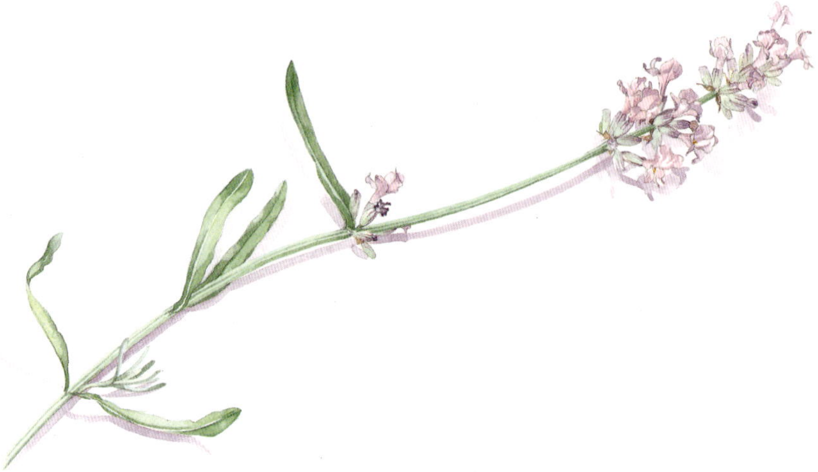

Herkunft
Lavendel wächst als buschige Pflanze an den Küsten des Mittelmeers, insbesondere in Südfrankreich, Italien, Jugoslawien und auf Korsika.

Essenz
Durch Wasserdampfdestillation der ganzen Pflanze entsteht ein farbloses bis blaßgelbes, stark duftendes ätherisches Öl. Es gilt als hochwirksames, kraftspendendes Tonikum, das ein Gefühl des allgemeinen Wohlbefindens hervorruft.

Hauptsächliche Anwendung
- ausgleichende Wirkung auf das Nervensystem
- gut gegen Schmerzen und rheumatische Leiden
- hilft bei Herzklopfen, Schwindelanfällen und Ohnmacht
- wirksam gegen Streß, Erschöpfung und Depressionen
- stark antiseptisch und daher wirksam bei Infektionen im Bereich der Lungen (Husten und Erkältung), des Verdauungstrakts (Magenverstimmung) und der Harnwege (Blasenentzündung)
- reguliert zu hohen Blutdruck
- hilft gegen Allergien
- kann eine Reihe von Hautproblemen lindern, etwa Verbrennungen, Insektenstiche, Schorf, Ekzem und Akne
- ausgleichend bei zu schwacher Menstruationsblutung

Vorsicht
In zu starker Dosierung oder bei zu häufiger Anwendung kann das Nervensystem überreizt werden.

Zitrone

Citrus limonum

Herkunft
Zitrone wird als kleiner Baum in Kalifornien, Florida, Israel und den Mittelmeerländern kultiviert.

Essenz
Das ätherische Öl wird durch Auspressen der Schale gewonnen: früher von Hand, heute maschinell. Das blaßgelbe Zitrusöl wird unter Sonneneinwirkung schnell trüb und hat einen scharfen, erfrischenden Duft. Wegen seiner vielfältigen Eigenschaften gehört es zu den wichtigsten ätherischen Ölen.

Hauptsächliche Anwendung
- stark antiseptisch und daher gut gegen alle Arten von Infektion
- stärkt das Nervensystem
- regt die Herztätigkeit an
- senkt den Blutdruck
- gut gegen Gallensteine
- hilfreich gegen Geschwüre
- entwässernd
- reinigt die Leber
- gut gegen rheumatische Beschwerden
- schützt vor Blutarmut
- ausgezeichnet bei Erkältung, Grippe, rauhem Hals, Nebenhöhlenentzündung und Ohrenschmerzen
- nützlich bei Infektionen des Magen-Darm-Bereichs, etwa Durchfall
- nützlich bei Abmagerungskuren
- gut zur Hand- und Nagelpflege
- gut bei Erkrankungen des Gaumens, wie Mundschleimhautentzündung
- gut gegen verschiedene Hautprobleme, wie Warzen, Sommersprossen, Wunden und Frostbeulen
- vertreibt Insekten

Majoran

Origanum majorana

Herkunft
Diese kleine Pflanze findet sich im östlichen Mittelmeerraum, in Südeuropa und Nordafrika.

Essenz
Wasserdampfdestillation der Blüten und Blätter ergibt ein ätherisches Öl zwischen Blaßgelb und einem satten Bernstein. Der Duft ist warm und würzig.

Hauptsächliche Anwendung
- beruhigende und ausgleichende Wirkung auf das Nervensystem
- gut gegen Schlaflosigkeit, Depressionen und Angstzustände
- erleichtert bei Gliederschmerzen und rheumatischen Beschwerden
- hilft bei nervösem Magen und Verdauungsproblemen

Vorsicht
In hohen Dosen kann die Essenz betäubend wirken.

Myrrhe

Commiphora myrrha

Herkunft
Der robuste Busch wächst in Nordostafrika und auf der Arabischen Halbinsel. Als ältester überhaupt erwähnter Duft war er schon vor 3700 Jahren bekannt. Die alten Ägypter verwendeten Myrrhe zum Einbalsamieren der Mumien.

Essenz
Aus einem Schnitt im Stamm quillt das Harz in kleinen birnenförmigen Tropfen. Durch Wasserdampfdestillation dieser rohen Myrrhe entsteht ein dickflüssiges, blaßgelbes Öl von warmem, würzigem Duft.

Hauptsächliche Anwendung
- entzündungshemmende Wirkung
- gut gegen Bronchitis, Grippe, Kehlkopfentzündung, chronischen Schnupfen und Husten
- verdauungsanregend und gut gegen Blähungen
- antiseptische Wirkung im Bereich der Harnwege
- fördert die Regelblutung
- hilft bei der Wundheilung
- ausgezeichnet zur Hautpflege

Neroli

Citrus aurantium

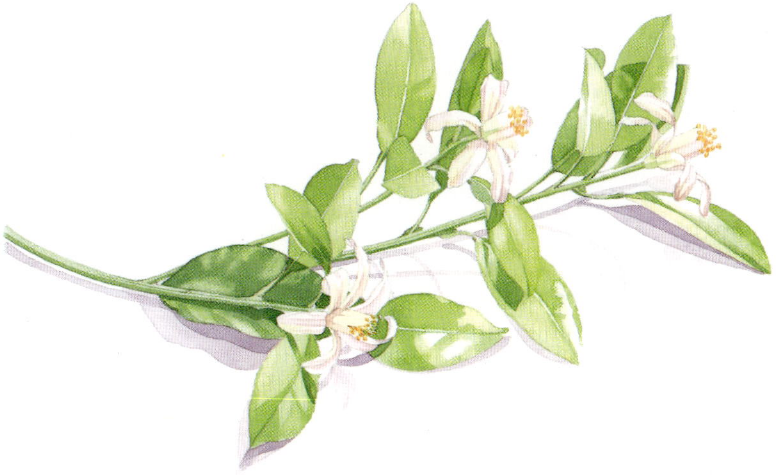

Herkunft
Die wichtigsten Ursprungsländer sind Frankreich, Italien und Tunesien, obwohl das Orangenblütenöl auch in Marokko, Algerien und auf den Komoren hergestellt wird.

Essenz
Durch Wasserdestillation wird aus den Blüten des Bitterorangenbaums ein blaßgelbes Öl gewonnen, das mit der Zeit nachdunkelt. Sein starkes, exotisch-blumiges Aroma schafft eine warme, entspannte Atmosphäre. Das nach dem Destillationsprozeß zurückbleibende Orangenblütenwasser enthält immer noch Teile des ätherischen Öls.

Hauptsächliche Anwendung
- stärkt das Nervensystem
- beruhigt bei Herzklopfen
- hilft gegen Schlaflosigkeit
- lindert Angstzustände
- gut gegen Akne und Ekzem
- entzündungshemmende Wirkung

Niauli

Melaleuca viridiflora

Herkunft
Der Baum wächst wild in Neukaledonien, das heißt auf den französischen Inseln im Pazifik, sowie in Australien.

Essenz
Durch Wasserdampfdestillation der Blätter wird ein ätherisches Öl gewonnen, dessen Farbe zwischen Wasserklar und Grünlichgelb schwankt und dessen aromatischer Duft an Kampfer erinnert.

Hauptsächliche Anwendung
- stärkt die Atemwege und hilft deshalb bei Erkältung, Grippe, Lungenentzündung, Nebenhöhlenentzündung und Katarrh
- antiseptisch im Bereich der Harnwege, gut gegen Blasenentzündung
- antiseptisch im Magen-Darm-Bereich, hilft gegen Durchfall
- desinfiziert die Luft
- gut gegen Rheumatismus
- fördert die Wundheilung bei kleinen Schnitten und Verbrennungen

Weihrauch

Boswellia sp.

Herkunft
Der kleine Baum wächst in Nordwestafrika und Südostarabien. Der englische Name *olibanum* bedeutet Öl des Libanon. Durch Schnitte in die Rinde wird ein weißes, tränenförmiges Harz gewonnen. Diese Tropfen werden von den Zweigen gepflückt oder vom Boden aufgelesen.

Essenz
Die Wasserdampfdestillation des Harzes ergibt ein blaßgelbes Öl mit reichem, pfefferartigem Aroma. Es ist ein ausgezeichnetes Mittel zur Reinigung der Atmosphäre.

Hauptsächliche Anwendung
- gut gegen Brustdrüsenentzündung
- erleichtert bei Asthma und Bronchitis
- aufmunternd und die Stimmung hebend
- zu empfehlen gegen Geschwüre
- stärkt die Konzentrationsfähigkeit und fördert die Meditation
- stillt Blutungen und heilt tiefe Wunden

ORANGE

Citrus aurantium

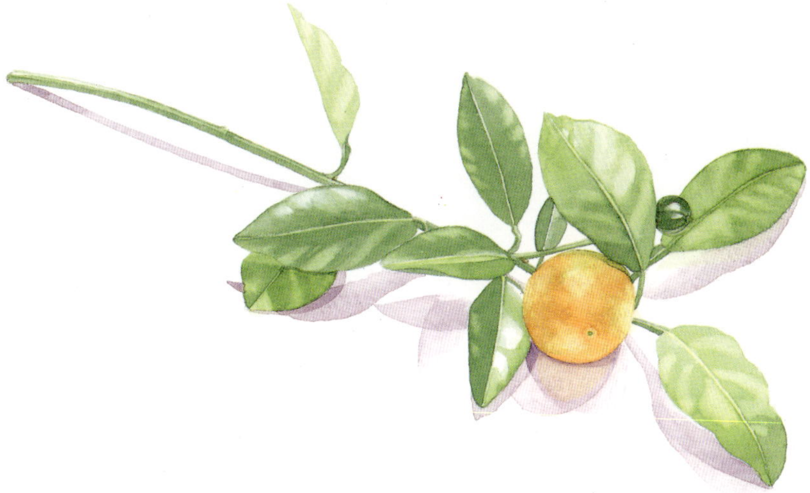

Herkunft
Der Orangenbaum stammt aus China. Die wichtigsten Anbaugebiete sind heute Spanien, Israel, die USA, die Westindischen Inseln, Papua-Neuguinea, Sizilien und Brasilien.

Essenz
Das ätherische Öl wird entweder von Hand oder mechanisch aus der Schale der fast reifen süßen oder bitteren Orangen ausgepreßt. Die Farbe liegt zwischen Blaßgelb und Braun, der Duft ist frisch und aromatisch. Da es sehr rasch oxydiert, ist seine Haltbarkeit begrenzt.

Hauptsächliche Anwendung
- allgemein anregend für das Nervensystem
- stärkt das Immunsystem
- hilfreich bei Fieber
- gut gegen Verstopfung
- entwässernd
- regelt die Verdauung
- bekämpft See- und Reisekrankheit
- blutreinigend
- natürlich beruhigend bei Depressionen und Angstzuständen
- muskelstärkend
- hilfreich bei Mundkrankheiten, wie Zahnfleischbluten, Gaumenentzündung und Geschwüre

Patschuli

Pogostemon patchouli

Herkunft
Patschuli stammt aus dem Fernen Osten und von den Westindischen Inseln.

Essenz
Bei der Wasserdampfdestillation der getrockneten Blätter entsteht ein dickflüssiges, dunkelrubinrotes, stark und schwer duftendes Öl mit aufmunternder, lindernder und wärmender Wirkung.

Hauptsächliche Anwendung
- antiseptisch und pilztötend
- gut zur Behandlung von Fieber aller Art
- gut gegen eine ganze Reihe von Hautproblemen, wie Kratzer, Akne, Ekzem, Verbrennungen, Allergien und Hämorrhoiden

Pfefferminze

Mentha piperita

Herkunft
Ursprünglich aus Südeuropa stammend, wird diese Pflanze mittlerweile überall angebaut; die größten Mengen des ätherischen Öls kommen aus den USA.

Essenz
Aus den teilweise getrockneten Blättern wird durch Wasserdampfdestillation ein farbloses oder blaßgelbes ätherisches Öl gewonnen, das mit zunehmendem Alter dickflüssiger und dunkler wird. Der Duft ist stark und frisch, die Wirkung entsprechend kühlend und belebend.

Hauptsächliche Anwendung
- ausgleichende Wirkung auf das Nervensystem
- gut gegen Herzklopfen
- hilft gegen Schluckauf
- erleichtert bei Asthma
- gut gegen Schlaflosigkeit
- lindert Migräne
- regelt die Verdauung und wirkt antiseptisch im Darmbereich
- blutreinigend
- gutes Spülmittel bei Gaumen- und Zahnfleischentzündung
- gut bei vielen Hautbeschwerden, wie Ekzem, Dermatitis, Hitzeschädigungen, Akne, blaue Flecken und Geschwüre

Petitgrain

Citrus aurantium

Herkunft
Die Hauptlieferanten sind Frankreich, Italien und Tunesien; aber auch in Marokko, Algerien und Westafrika wird dieses ätherische Öl produziert.

Essenz
Das bei der Wasserdampfdestillation von Blättern und Zweigen des Bitterorangenbaums entstehende Öl ist blaß- bis dunkelgelb. Der Duft ist leicht holzig und blumig.

Hauptsächliche Anwendung
- stärkt das Nervensystem
- beruhigend bei Herzklopfen
- gut gegen Schlaflosigkeit
- erleichtert und lindert Angstzustände

Kiefernadel

Pinus sylvestris

Herkunft
Es gibt unzählige Kiefernarten. Die Sorte *Pinus sylvestris*, die sich zur Essenzherstellung bewährt hat, wächst in weiten Gebieten Europas und der UdSSR, wobei die wichtigsten Destillationszentren in Österreich und der Sowjetunion liegen.

Essenz
Bei der Wasserdampfdestillation der Kiefernadeln entsteht ein farbloses ätherische Öl mit starkem, an Balsam erinnerndem Duft.

Hauptsächliche Anwendung
- wirkungsvolles Antiseptikum für die Atemwege bei Erkältung, Grippe, Lungenentzündung, Asthma, Nebenhöhlenentzündung, Bronchitis und Kehlkopfentzündung
- stark entwässernd
- gut gegen Blasenentzündung
- gut für die Gallenblase
- lindert Rheumabeschwerden
- hilfreich bei der Vorbeugung gegen Grippeepidemien oder andere anstekkende Krankheiten

Rose

Rosa centifolia (Marokkanische Rose)
Rosa damascena (Bulgarische Rose)

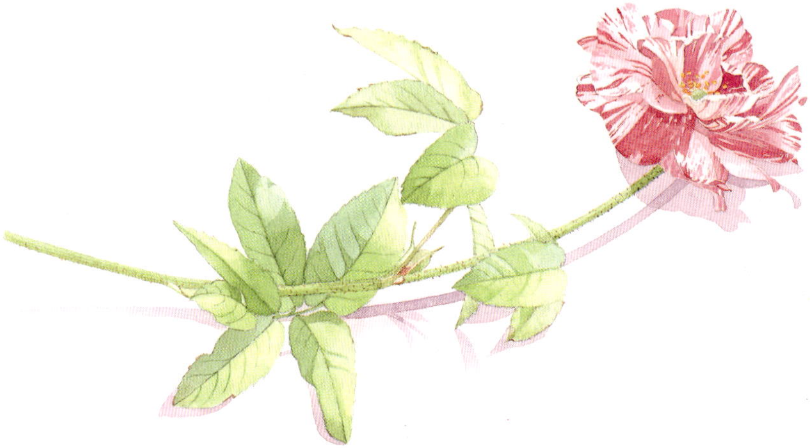

Herkunft
Dieses Staudengewächs stammt aus Persien und wurde allmählich in den gemäßigteren Zonen heimisch. Durch die Jahrhunderte war und ist die Rose ein Liebling der Dichter. *Rosa centifolia* wird überwiegend in Marokko angepflanzt, aber auch in Frankreich (schon seit vorrevolutionären Zeiten) und Italien. Die dunkelrote *Rosa damascena* kam in der Zeit der Kreuzzüge nach Europa und wird heute hauptsächlich im Tal von Kazenlik in Bulgarien, in der UdSSR und in der Türkei angebaut.

Essenz
Das ätherische Öl wird aus den Blütenblättern extrahiert; es ist dunkelgelb bis tiefbraun und hat ein warmes, blumiges, würziges Aroma. Rosenöl wirkt stimmungshebend; wohlbekannt und hochgeschätzt ist es wegen seiner vielfältigen heilenden und antibakteriellen Eigenschaften.

Hauptsächliche Anwendung
- hilft beim Abbau prämenstrueller Spannungen
- wohltuend in den Wechseljahren
- gut gegen Depressionen und bei geistiger Erschöpfung
- strafft den Körper
- hilft beim Streßabbau
- bekannt als Aphrodisiakum
- gut gegen ermüdete Muskeln, Ekzem, Krampfadern und Akne
- hilfreich beim Abbau von Stauungen

ROSMARIN

Rosmarinus officinalis

Herkunft
Der buschige Rosmarin galt im Römischen Reich und im Griechenland der Antike als heilige Pflanze mit magischen Kräften. Heute ist er in der UdSSR und in vielen Mittelmeerländern, einschließlich Nordafrika und der Türkei, zu finden.

Essenz
Wasserdampfdestillation der Blüten und Blätter ergibt ein farbloses oder blaßgelbes ätherisches Öl mit frischem, aromatischem Duft.

Hauptsächliche Anwendung
- allgemein straffend
- regt die Herztätigkeit an
- bekämpft Rheumatismus
- baut Lymphstauungen und Wasseransammlungen im Gewebe ab
- ausgezeichnet zur Unterstützung von Schlankheitskuren
- hilfreich in der Behandlung von Leber- und Gallenleiden
- nützlich bei der Behandlung von Magen- und Darmstörungen
- gut gegen Hexenschuß
- gut bei Verstauchungen und geschwollenen Knöcheln
- verbessert die Blutzirkulation
- gut gegen Hautirritationen wie Verbrennungen und Insektenstiche
- fördert und reguliert die Menstruationsblutung
- antiseptische Wirkung auf die Atemwege

Vorsicht
In zu starker Dosierung kann Rosmarin bei entsprechend disponierten Menschen Epilepsie und Krämpfe auslösen.

Salbei

Salvia officinalis

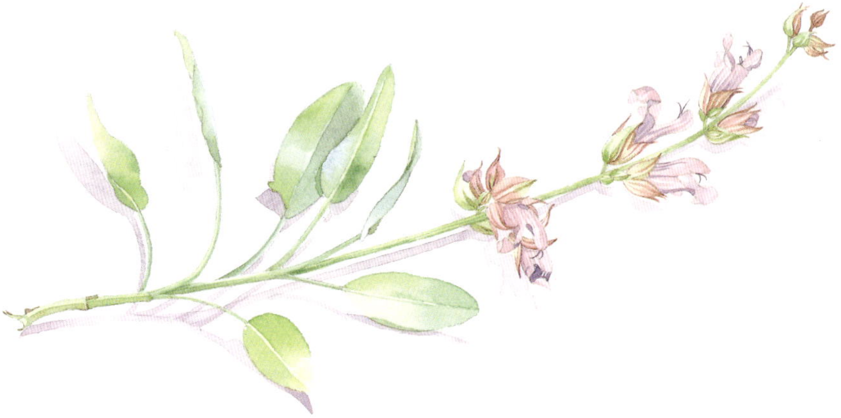

Herkunft
In alten Zeiten war Salbei eine heilige Pflanze. Er wächst praktisch überall, hauptsächlich jedoch im Mittelmeerraum.

Essenz
Durch Wasserdampfdestillation der Blüten und Blätter gewinnt man ein farbloses bis blaßgelbes ätherisches Öl mit intensivem Kräuterduft.

Hauptsächliche Anwendung
- gut zur Entwässerung und nützlich bei Schlankheitskuren
- hilft gegen rheumatische Beschwerden und bei vielerlei Schmerzen
- allgemein anregende und ausgleichende Wirkung auf das Nervensystem
- blutreinigend
- gut bei zu niedrigem Blutdruck
- reguliert die Monatsblutung
- gut bei Verdauungsschwierigkeiten
- wohltuend in den Wechseljahren
- empfehlenswert gegen Hitzewallungen
- hilfreich bei Zahnfleischbluten
- wirksam gegen verschiedene Hautprobleme, wie Ekzem, Geschwüre und krankhaften Haarausfall

Vorsicht
Salbei kann das Nervensystem überreizen und bei entsprechender Disposition epileptische Anfälle auslösen; behutsam anwenden.

Sandelholz

Santalum album

Herkunft
Der kleine Baum wächst vor allem in Indien. Sandelholz in pulverisierter Form wird von den Hindus häufig bei Tempel- und Begräbnisriten verwendet. Zur Möbelherstellung ist Sandelholz beliebt wegen seiner Festigkeit und Widerstandsfähigkeit gegenüber Insekten.

Essenz
Der Baum muß mindestens dreißig Jahre alt sein; dann ergibt sich bei der Wasserdampfdestillation des Holzes ein dickflüssiges blaß- bis dunkelgelbes ätherisches Öl von feinem, sehr beruhigendem Duft. Es ist eine nützliche und zarte Essenz.

Hauptsächliche Anwendung
- stark antiseptische Wirkung auf die Harnwege, deshalb besonders wirksam bei Blasenentzündung
- gut gegen Stauungen der Gewebsflüssigkeit
- hilft bei gewissen Hautproblemen, wie Ekzem, Abszessen und wunden Stellen

Styrax

Liquidambar orientalis

Herkunft
Dieser mittelgroße Baum stammt aus Kleinasien, wo er wild wächst.

Essenz
Durch Wasserdampfdestillation der harzigen Styrax-Balsam-Rohmasse läßt sich ein sehr dickflüssiges, hell- bis dunkelgelbes Öl mit schwerem, warmem Aroma gewinnen.

Hauptsächliche Anwendung
- stark entwässernd
- bekämpft Lungenleiden
- gut gegen bestimmte Hautprobleme, wie Abszesse und Wunden

Tangerine

Citrus reticulata

Herkunft
Der Tangerinenbaum, die amerikanische Variante der ostasiatischen Mandarine, wächst in Florida, Texas und Kalifornien.

Essenz
Das ätherische Öl wird maschinell aus der Schale der reifen Frucht herausgepreßt. Die Essenz ist reich an Vitaminen, orangefarben und angenehm frisch duftend.

Hauptsächliche Anwendung
- nervenstärkend
- hilfreich bei der Behandlung von Schmerzen aller Art
- gut für Rheuma
- wirksam gegen Wasseransammlungen im Gewebe und Cellulite (Orangenhaut)
- ausgezeichnet in der Schwangerschaft
- gut für Kinder, geschwächte und ältere Menschen

Thymian

Thymus vulgaris

Herkunft
Schon seit uralten Zeiten gehört Thymian zu den am weitesten verbreiteten und angewandten Heilpflanzen. Er wächst in Italien, Frankreich, Spanien und Marokko, in der Türkei, Israel, China, der UdSSR und Mitteleuropa.

Essenz
Rotes Thymianöl gewinnt man durch Wasser- und Wasserdampfdestillation des halbgetrockneten Krautes. Das – wie der Name schon andeutet – rötlichbraune Öl hat einen starken, würzigen Duft. Weißes Thymianöl ist meist das Ergebnis von Mischungen mit anderen ätherischen Ölen.

Hauptsächliche Anwendung
- allgemein stark anregend
- antispetische Wirkung auf die Atemwege und daher nützlich bei der Behandlung von Erkältungen, Grippe, Husten und Keuchhusten
- verdauungsanregend
- entwässernd und deshalb nützlich bei der Behandlung von Erkrankungen der Harnwege

- hilft bei Erschöpfungs- und Angstzuständen, gegen Depressionen und Schlaflosigkeit
- hilfreich bei Schmerzen aller Art
- gut gegen Rheumatismus
- ausgleichend bei niedrigem Blutdruck
- regulierend bei zu schwacher oder ausbleibender Regelblutung
- kreislaufanregend
- wirkt gegen Stauungen der Gewebsflüssigkeit
- gut bei Zahnproblemen
- wirksam gegen Haarausfall
- hilft bei Hautproblemen, wie Warzen, Dermatitis, Wunden und Verbrennungen

VETIVER

Vetiveria zizanoides

Herkunft

Vetiver, ein wildes Gras, stammt aus Indien. Da es in der Urform nicht sehr ergiebig ist, werden für die Essenzgewinnung die Pflanzen nun in Indien, Westafrika, Brasilien, Argentinien und Zaire, auf Jamaika, Haiti und der Insel Réunion angebaut; die beiden letztgenannten sind die größten Produzenten. Wegen des ausgedehnten Wurzelgeflechts eignet sich die Pflanze gut als Bodenschützer gegen Erosion in Vulkangebieten.

Essenz

Die gereinigten und getrockneten Wurzeln werden kleingeschnitten und in Wasser eingeweicht, ehe durch Wasserdampfdestillation ein schwerflüssiges Öl entsteht. Die Farbschattierung reicht vom satten Bernsteingelb bis zum dunklen Olivgrün; der süße Duft erinnert an Wurzeln und feuchte Erde.

Hauptsächliche Anwendung

- als wichtigste Essenz der Ruhe hat Vetiver allgemein besänftigende Wirkung

Veilchenblätter

Viola odorata

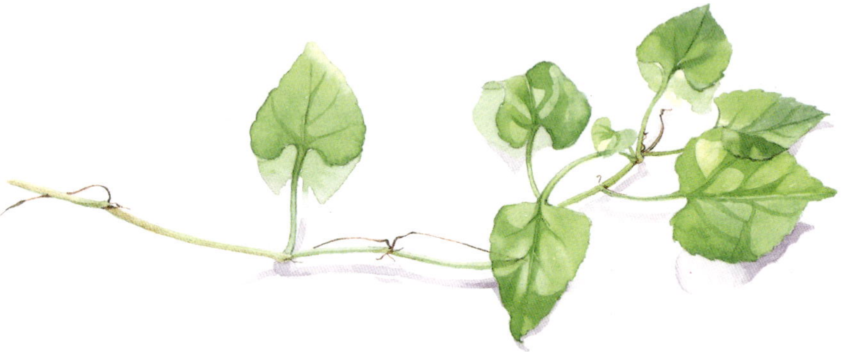

Herkunft
Diese Pflanze galt in alten Zeiten als heilig. Hippokrates empfahl sie insbesondere gegen Kopfschmerzen und bei Schwierigkeiten mit den Augen. Veilchen wachsen überall in Europa und Asien; vor allem in Südfrankreich, in Norditalien; neuerdings werden sie auch in China gezüchtet.

Essenz
Das ätherische Öl wird durch Extraktion aus den frisch gepflückten Blättern gewonnen. Es ist dickflüssig, dunkelgrün, zart süßblumig duftend und gehört zu den teuersten Essenzen.

Hauptsächliche Anwendung
- gute antiseptische Eigenschaften
- schleimlösend und daher wirksam auf die Atemwege
- stark entwässernd
- hilfreich gegen Wasseransammlungen im Gewebe
- wirkt unterstützend bei Abmagerungskuren
- gut gegen Hautprobleme, wie *Acne rosacea*

YLANG YLANG

Cananga odorata

Herkunft

Der Baum stammt ursprünglich aus Indonesien, wird jetzt aber hauptsächlich auf den Komoren, nordwestlich von Madagaskar, gezüchtet. Dort werden die Bäume so beschnitten, daß die Äste horizontal wachsen und so die schönen gelben Blüten leichter zu ernten sind.

Essenz

Durch Wasser- oder eine kombinierte Wasser- und Wasserdampfdestillation der frisch gepflückten Blüten wird ein blaßgelbes ätherisches Öl gewonnen, das mit seinem warmen Duft eine wunderbar exotische Stimmung schaffen kann.

Hauptsächliche Anwendung

- ausgleichende Wirkung auf das Nervensystem
- hilft beim Reduzieren zu schneller Herztätigkeit
- unterstützt Maßnahmen gegen Hyperventilation
- ausgleichend bei zu hohem Blutdruck
- antiseptische Wirkung im Magen-Darm-Bereich
- gut gegen männliche Impotenz
- gut gegen weibliche Frigidität
- hilfreich bei der Fieberbehandlung
- stärkende Wirkung besonders bei älteren Menschen
- antiseptische Wirkung bei Hautproblemen
- nützlich zur Haarpflege

Techniken der Aromatherapie

Aromatherapie wirkt ganzheitlich auf das Nervensystem. Sie hat starken Einfluß auf die Stimmung und kann ein wunderbares Gefühl der Entspannung auslösen. In diesem Abschnitt werfen wir einen Blick auf die unterschiedlichen Anwendungstechniken der Aromatherapeuten und auf die Auswirkungen der Behandlung.

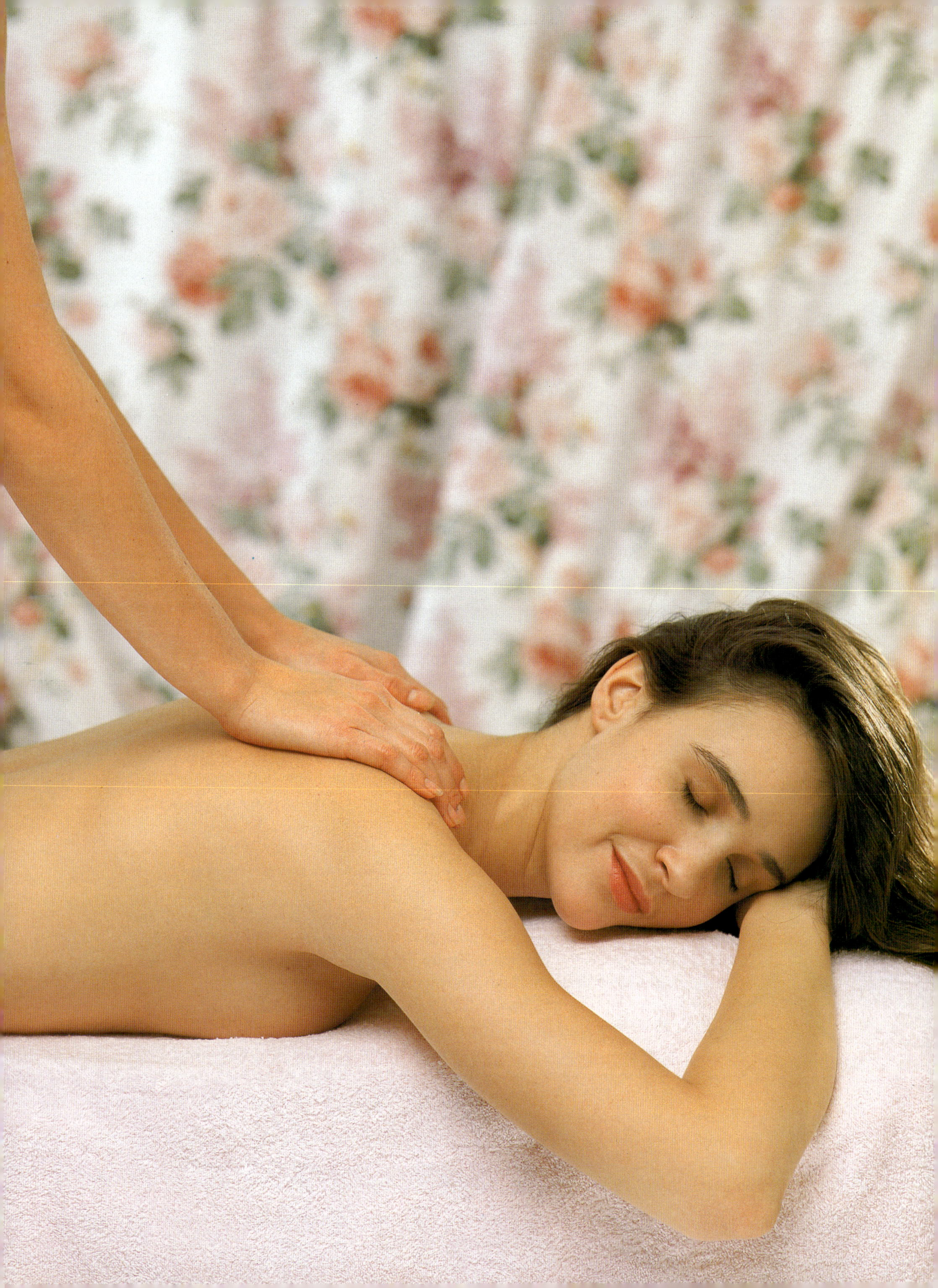

Massage und Massageanwendungen

Massage ist eine Heilkunst. Man versteht darunter die Behandlung der Weichteile des menschlichen Körpers. Sie führt zu Entspannung, lindert Schmerzen, fördert den Blutkreislauf und unterstützt den Lymphfluß.

Über die unbestrittenen physikalischen Effekte hinaus führt Massage zu einer optimistischeren Lebenseinstellung. In erster Linie steht ihre beruhigende Wirkung, sie hat aber auch aufmunternde Elemente.

Massage ist ausgezeichnet für die Haut, weil sie sie besser atmen läßt und bei der Ausscheidung von Giftstoffen unterstützt. Sie reguliert die Funktion der Schweißdrüsen, verbessert die Aufnahmefähigkeit der Haut und damit ihre Ernährung, beschleunigt die Ausscheidung abgestorbenen Zellgewebes und verbessert damit die Hautqualität.

Ihre Rolle in der Aromatherapie

Oft werde ich gefragt, warum ich Aromatherapie-Massage anwende. Worin besteht der Unterschied zu anderen Massagearten?

Aromatherapie-Massage ist holistisch, das bedeutet, sie wirkt vor allem ganzheitlich auf das Nervensystem und schließt dabei Kopf und Körper ein. Die Behandlung einzelner Körperteile hat mich noch nie überzeugt. Der menschliche Körper ist eine wunderbare Einheit, und als Einheit muß er auch behandelt werden. Über Druckpunkte entlang der Wirbelsäule wirkt Aromatherapie-Massage auf das vegetative Nervensystem und damit unmittelbar entspannend, mittelbar auch stimmungsfördernd.

Beiderseits der Wirbelsäule liegt eine Kette von Ganglien (Gruppen von Nervenzellen), die als Reflexpunkte dienen. Sie werden von Nervenfasern durchzogen, die sich wiederum zu Geflechten gruppieren. Von diesen Geflechten ausgehende Nerven versorgen die verschiedenen Organe im Brustraum, in der Bauchhöhle und im Beckenbereich und sind zuständig für alle Vorgänge im Körper, die ohne unser willentliches Zutun ablaufen. Massagebewegungen auf diesen Punkten gehören zur Reflexzonentherapie.

Viele Massagegriffe unterstützen die Lymphdrainage. Sobald der Blutkreislauf träge wird, verlangsamt sich auch der Lymphfluß. Dann werden die Abbauprodukte aus dem Stoffwechsel nicht mehr richtig ausgeschieden und verseuchen viele Körperbereiche. Verschiedene Aromatherapie-Griffe beruhen auch auf Polarität. Der Mensch als Lebewesen strahlt ein elektromagnetisches Feld vieler verschiedener Frequenzen aus, das im Gleichgewicht gehalten werden muß, damit er gesund bleibt. Jeder Teil des Körpers ist entweder positiv oder negativ geladen; Polarität ist der Einsatz des eigenen elektromagnetischen Feldes durch die Therapeutin, um damit das der Patientin zu normalisieren.

Nachdem ich nun dreißig Jahre lang Aromatherapie praktiziere, kann ich dafür bürgen, daß diese Technik noch nie versagt hat.

Was geschieht bei einer Behandlung?

Eine vollständige Behandlung dauert etwa eine Stunde, obwohl die eigentliche Massage nach rund fünfunddreißig Minuten beendet ist. Sie zu verlängern empfiehlt sich nicht, weil zuviel Anregung das Ergebnis neutralisieren würde.

Eine Körper- und Gesichtsmassage wird immer mit einer Mischung aus ätherischen und Pflanzenölen durchgeführt. Die Einzelbestandteile werden je nach dem Zustand der Patientin ausgewählt. Diese gute, kraftvolle Art der Behandlung wird von den Patientinnen sehr geschätzt. Sie soll mit liebevoller Sorgfalt und großem Verantwortungsbewußtsein ausgeführt werden.

Die Wirkung

Die wesentliche und unmittelbare Wirkung einer Aromatherapie-Massage ist Entspannung. Nach der ersten Behandlung spürt die Patientin deshalb in der Regel eine deutliche Verbesserung ihres allgemeinen körperlichen und seelischen Befindens. Starker Streß führt zu Muskelverspannung bis hin zu Krämpfen. Die Verbindung von Massage und ausgewählten ätherischen Ölen trägt zum Spannungsabbau bei.

Viele verschiedene Faktoren – vor allem aber Streß – bewirken Energieblokkaden im Körper, die das Wohlbefinden beeinträchtigen. Aromatherapie trägt dazu bei, diese Blockaden aufzulösen.

Die Beratung

Vor der ersten Behandlung findet eine mindestens halbstündige Beratung statt, während der auch alle persönlichen Angaben der Patientin aufgezeichnet werden. Das gibt uns die Möglichkeit, ihren medizinischen und sozialen Hintergrund kennen- und einschätzen zu lernen, was uns wiederum sehr dabei hilft, die richtigen Behandlungsschritte und Produkte festzulegen. Wir haben Patientinnen aller Altersgruppen mit den unterschiedlichsten Vorgeschichten, und jede von ihnen wird angemessen behandelt.

Manchmal ergibt die Beratung auch, daß in diesem ganz bestimmten Fall eine Aromatherapie nicht angezeigt ist. Dieses Vorgespräch nützt deshalb gleichermaßen Patientin wie Therapeutin und schützt beide. Die Angaben der Patientin sind selbstverständlich vertraulich und nur der behandelnden Therapeutin zugänglich.

Die Behandlung

Die erste Behandlung nach der Anfangsberatung dient auch zur Bestätigung der Informationen und Hinweise. Insbesondere die Arbeit entlang der Wirbelsäule ist wie das Lesen einer Landkarte. Wenn eine geübte Therapeutin die unterschiedlichen Reaktionen in den verschiedenen Reflexzonen verfolgt, kann sie sich ein recht zutreffendes Bild vom allgemeinen Gesundheitszustand der Patientin machen.

Sie erfährt auch eine ganze Menge bei der weiteren Körperarbeit. Hat sie es mit einer feinen oder rauhen Haut zu tun? Ist sie ausgeglichen oder zu trocken, gemischt oder fettig? Sind die Poren verstopft? Ist die Muskulatur straff? Wie steht es um Blut- und Lymphkreislauf? Gibt es empfindliche Nervenpunkte oder Stauungen? In welchem Zustand ist die Wirbelsäule? Ist die Patientin sehr verspannt? Rötet sich die Haut, wenn man in bestimmten Bereichen Druck ausübt? Die Antworten auf diese und viele andere Fragen verraten der Therapeutin so manches über ihre Patientin.

Natürlich gibt es viele Unterschiede, und jede Massage muß sozusagen maßgeschneidert werden. Das Körpersystem junger Menschen beispielsweise reagiert sehr viel schneller und muß deshalb kürzer und leichter behandelt werden als das einer älteren Person. Alte Menschen wiederum brauchen auch kürzere und leichtere Behandlungen, wenn auch aus anderen Gründen: Ihr System arbeitet langsamer und hat weniger Vitalität, hält daher auch eine längere und tiefergehende Behandlung nicht so gut aus. Junge und alte Patientinnen brauchen gleichermaßen eine niedrige Dosierung ätherischer Öle.

Aber auch in diesen beiden Altersgruppen gibt es noch deutlich zu bestimmende Variationen. Die allererste Behandlung wird immer leicht sein, weil die Therapeutin die individuellen Reaktionen herausfinden muß. Als generelle Richtlinie gilt, daß stark vergiftete Körper immer nur leicht behandelt werden, weil sonst unerwünschte Reaktionen wie Müdigkeit, Kopfweh oder andere Schmerzen auftreten können. Die Massage bewirkt das Ausscheiden von Giftstoffen, was zu gewissem Unwohlsein führen kann. Die Behandlung muß also so lange leicht bleiben, bis das gesamte System gereinigt ist. Dieser Prozeß kann durch leichte, blutreinigende Kost beschleunigt werden.

Erschöpfte Patientinnen sollten eine leichte, aufmunternde Behandlung erhalten, die ihnen neue Kraft und Optimismus gibt. Auffallendste Ergebnisse sind ein Zustand tiefer Entspannung, das Gefühl der Patientin, nun könne sie es wieder mit der Welt aufnehmen, und eine strahlend frische Gesichtshaut.

Unsere Massagebewegungen werden in der Regel fünfmal wiederholt. Die Mehrzahl aller Patientinnen fühlt sich nach jeder Behandlung einfach großartig. Sollten je kleinere Unpäßlichkeiten auftreten, so sind sie meist sehr schnell wieder verschwunden.

Der Behandlungsraum

Die Atmosphäre im Behandlungsraum soll harmonisch sein, warm und mit gedämpfter Beleuchtung, erfüllt vom Duft vieler ätherischer Öle. Die Stimmung im Raum und die Ausgeglichenheit der Therapeutin selbst haben unmittelbaren Einfluß auf die Patientin.

Wenn sie über kalte Füße klagt, hilft eine Wärmflasche, auch zur Entspannung des Sonnengeflechts. Unsere Behandlungsräume sind oft die letzte Zuflucht vor dem Tohuwabohu der modernen Welt, und wir geben uns viel Mühe, diese friedlichen Oasen zu erhalten.

Die Rolle der Aromatherapeutin

Zur Ausübung dieses Berufs ist eine gewisse Hingabe oder Berufung erforderlich. Bei aller Wichtigkeit einer guten praktischen Ausbildung und der Kenntnis der entsprechenden Techniken reicht dies allein nicht aus. Die Therapeutin muß auch an das glauben, was sie tut, und sie muß – wie in jedem Beruf, der mit Menschen zu tun hat – einfühlsam und fürsorglich sein.

Sobald die Patientin da ist, muß man sich ganz auf ihre Bedürfnisse einstellen, um die Lage richtig einschätzen und die angemessene Behandlungsweise sowohl in der Praxis wie für zu Hause festlegen zu können.

Unsere Behandlungsräume können wie eine Bühne sein. Alles mögliche kann passieren, und wir müssen den Überblick behalten. Eine hysterische Reaktion läßt sich durch langsame Massage auf dem Sonnengeflecht und ein paar wohlgewählte beruhigende Sätze abbauen. Tränenausbrüche sind bei Patientinnen, die unter starkem Streß stehen, nichts Ungewöhnliches und eigentlich ganz normal zum Spannungsabbau. Die Aromatherapeutin sollte erklären, wie hilfreich diese Reaktion ist; sie kann die Sache ein bißchen herunterspielen und vielleicht sogar einen kleinen Scherz machen. Es ist wunderbar, wenn sie eine gute Zuhörerin ist, jedoch sollte der Redefluß nicht unendlich weitergehen!

Psychologische Kenntnisse sind von großem Nutzen. Sicher muß die Aromatherapeutin verständnisvoll und mitfühlend sein und sich die Probleme der Patientin anhören; sie sollte sich jedoch nicht emotional engagieren. Sie muß über den Dingen stehen und Distanz wahren, um helfen zu können.

Selbstverständlich muß die Aromatherapeutin ihr Handwerk verstehen, und meist ist es sinnvoll, der Patientin in ein paar klaren Sätzen zu erklären, wie die Behandlung abläuft und wirkt. Außerdem muß sie auch die Zusammenhänge mit anderen Naturheilweisen kennen, um die richtigen Ratschläge und weiterführende Hinweise geben zu können.

Vor allem aber muß die Aromatherapeutin klug und kundig genug sein, zu erkennen, wann ärztliche Hilfe nötig ist. Ich betone in meinen Lehrgängen immer wieder, daß wir keine Ärzte sind. Wenn wir Anerkennung bei den Medizinern gewinnen wollen, müssen wir unsere Professionalität dadurch beweisen, daß wir innerhalb der Grenzen unseres Fachgebiets bleiben.

Gegenanzeigen

Aromatherapie ist eine ganzheitliche Behandlungsweise und deshalb gelegentlich auch unangebracht. Gegenanzeigen bestehen in folgenden Fällen:

- unmittelbar nach Operationen
- bei fortgeschrittenen Herzerkrankungen
- bei fortgeschrittenen asthmatischen Erkrankungen
- bei fortgeschrittenen Krebserkrankungen
- bei schweren Fällen von Krampfadern
- bei allen akuten Erkrankungen

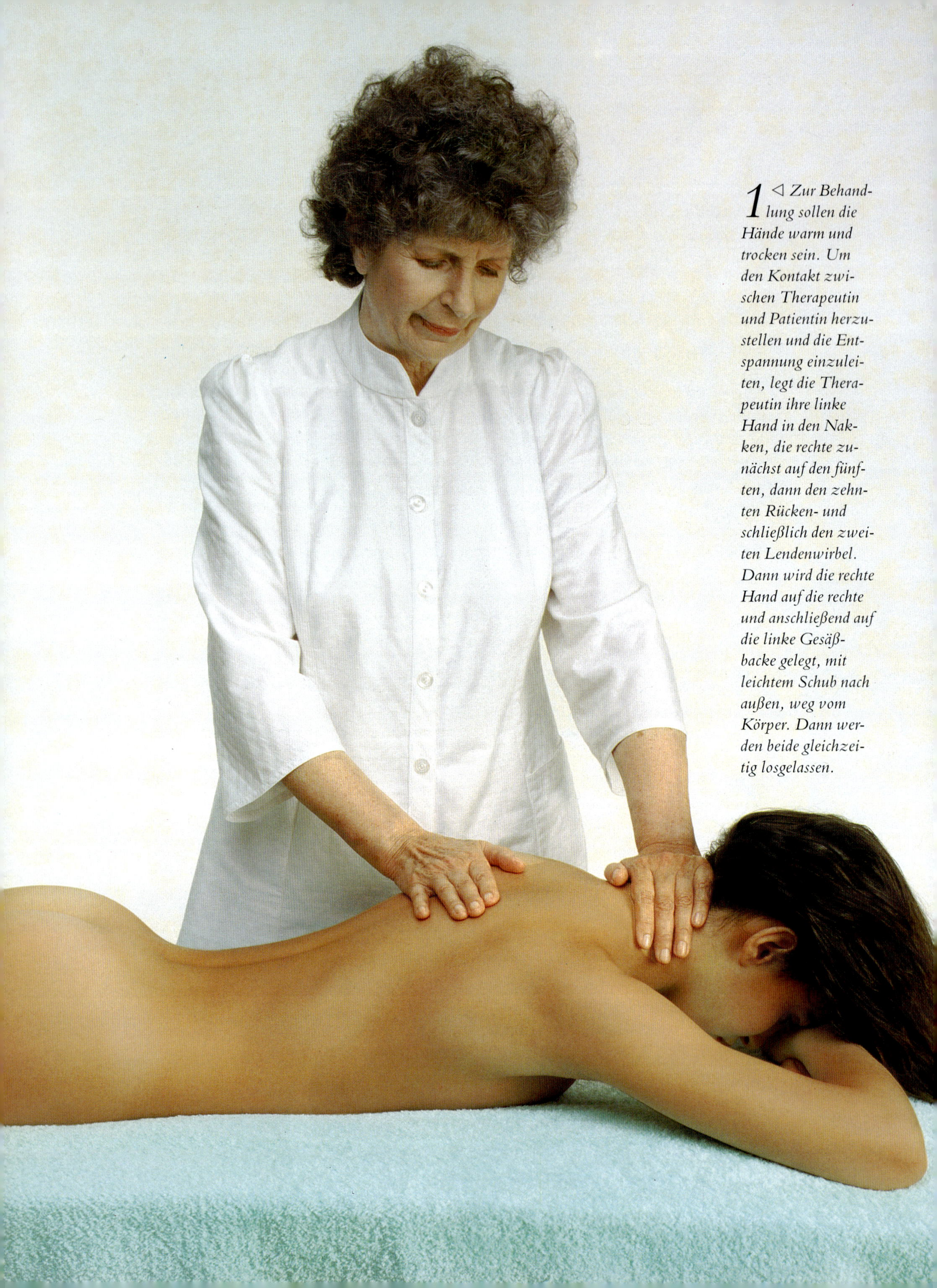

1 ◁ Zur Behandlung sollen die Hände warm und trocken sein. Um den Kontakt zwischen Therapeutin und Patientin herzustellen und die Entspannung einzuleiten, legt die Therapeutin ihre linke Hand in den Nakken, die rechte zunächst auf den fünften, dann den zehnten Rücken- und schließlich den zweiten Lendenwirbel. Dann wird die rechte Hand auf die rechte und anschließend auf die linke Gesäßbacke gelegt, mit leichtem Schub nach außen, weg vom Körper. Dann werden beide gleichzeitig losgelassen.

Bevor irgendeines der erwähnten Leiden behandelt wird, sollte das schriftliche Einverständnis eines Arztes vorliegen. Unser bester Rat lautet: Im Zweifelsfall nicht behandeln.

Behandlung zu Hause

Nach der Beratung und der ersten Behandlung ist es möglich, eine Gesamteinschätzung vorzunehmen. Auf dieser Grundlage erhält die Patientin einige einfache Empfehlungen, einschließlich Ernährungs- und Bewegungsratschlägen, vor allem aber ein Programm für die Behandlung zu Hause mit Gesichts-, Körper- und Badeölen, das die in der Praxis begonnene Arbeit fortsetzt. Diese Produkte sind nicht nur gut für die Haut, sondern helfen auch gegen die unterschiedlichsten Gesundheitsstörungen. Die Anwendungsweise wird im Kapitel »Hautpflege« (Seite 105–116) beschrieben.

Aromatherapie-Massage

Es folgen die wesentlichen Massagegriffe, die die Aromatherapeutin als Teil einer Behandlung in der Praxis anwendet. Die einzelnen Bewegungen werden in der Regel fünfmal wiederholt. Die Atmosphäre im Behandlungsraum sollte immer ruhig sein, damit die Patientin völlig entspannen und die Massage wirken kann.

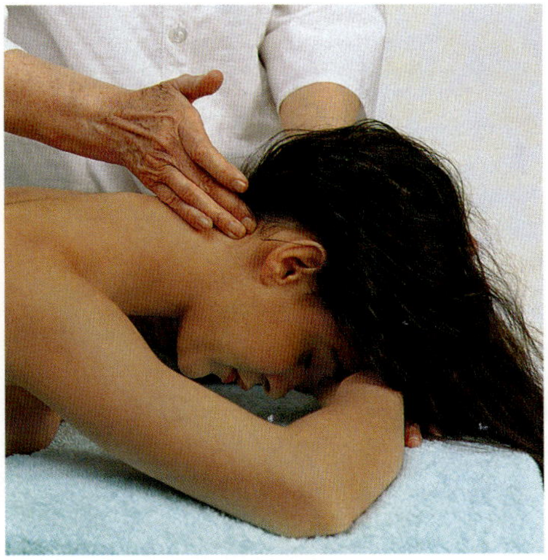

2 △ *Entlang der Nackenwirbel wird Druck auf verschiedene Punkte ausgeübt, um Muskelverspannungen zu lösen.*

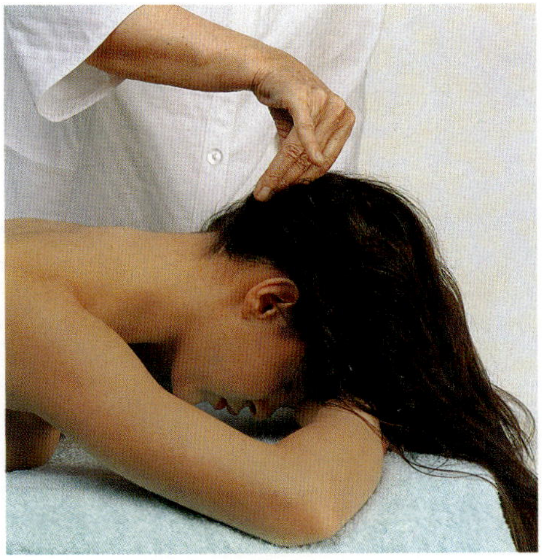

3 △ *Die Finger gleiten am Hinterkopf entlang bis zur Kopfspitze, um den Energiefluß vom Körper abzuleiten.*

4 ▷ *Körperöl wird mit einem Effleurage-Griff aufgetragen: Druck von beiden Daumen links und rechts der Wirbelsäule soll die Nervenenden stimulieren. Mit eher streichender Bewegung regt derselbe Griff Ströme entlang der Wirbelsäule an. Als Effleurage wird jede gleitende, die Haut beruhigende Bewegung bezeichnet. Sie kommt während der gesamten Behandlung zwischen den unterschiedlichen Griffen zur Anwendung, um die Kontinuität zu wahren.*

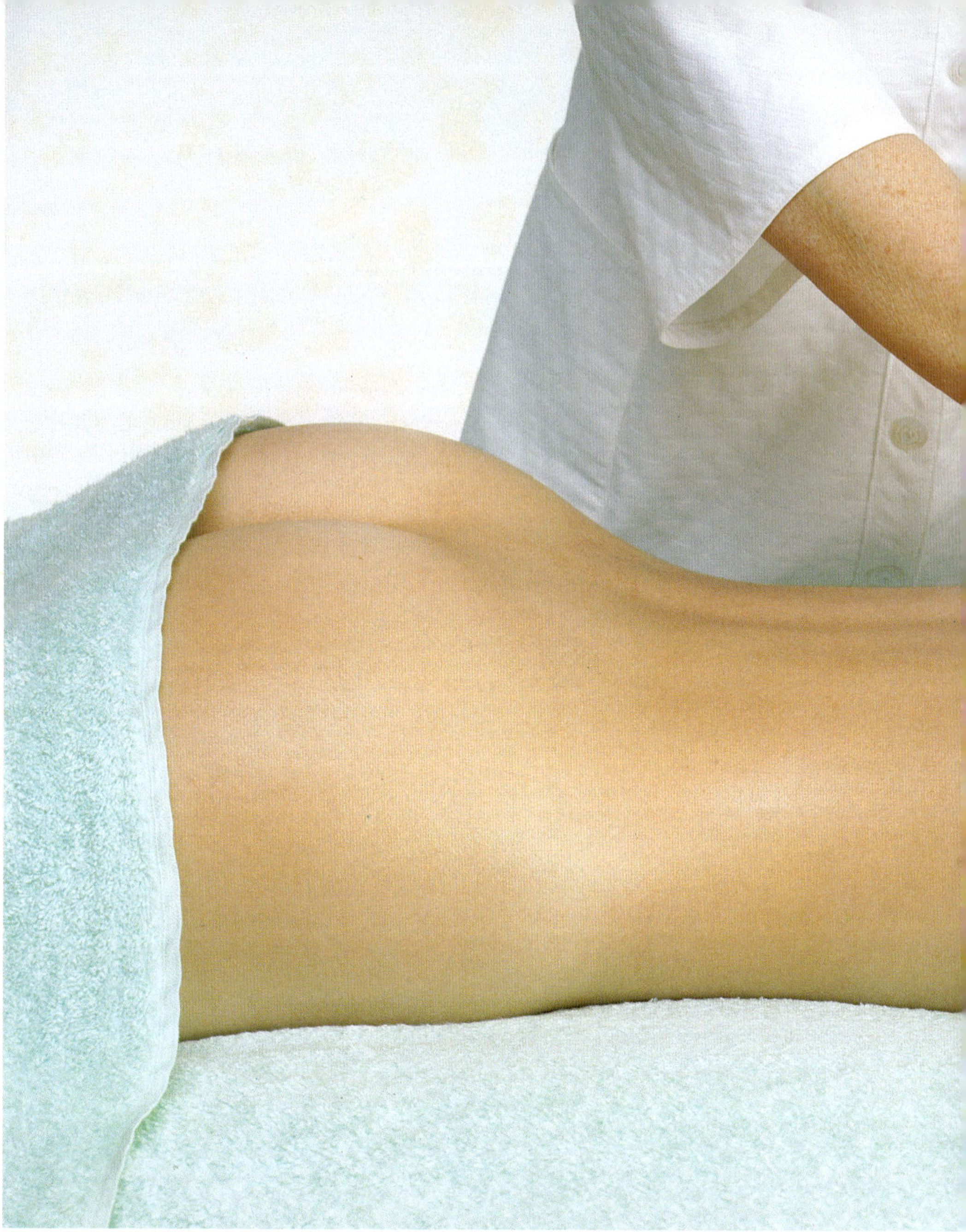

5 ▽ *Im gesamten Rückenbereich wird das Gewebe gelockert; damit lassen sich Schlackenstoffe entfernen und gleichzeitig Blut- und Lymphkreislauf anregen.*

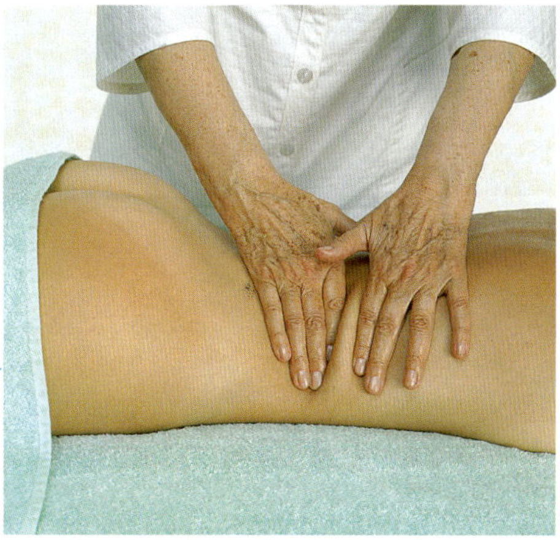

6 a, b, c ▷ *Durch eine Folge gleitender Bewegungen jeweils links und rechts weg von der Wirbelsäule und aufwärts in Richtung Schultern sollen die Nervenenden entlastet und freigemacht werden.*

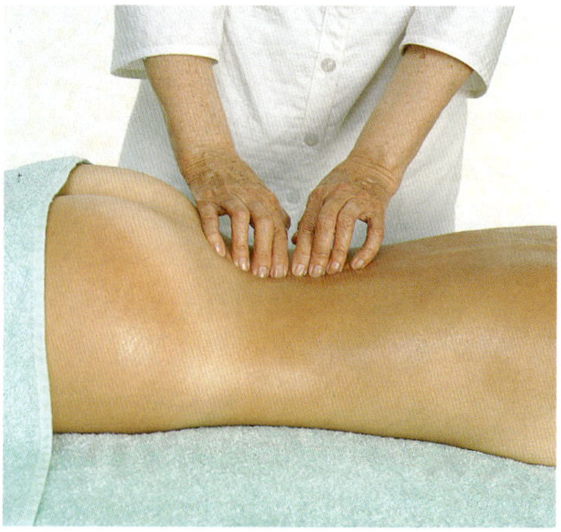

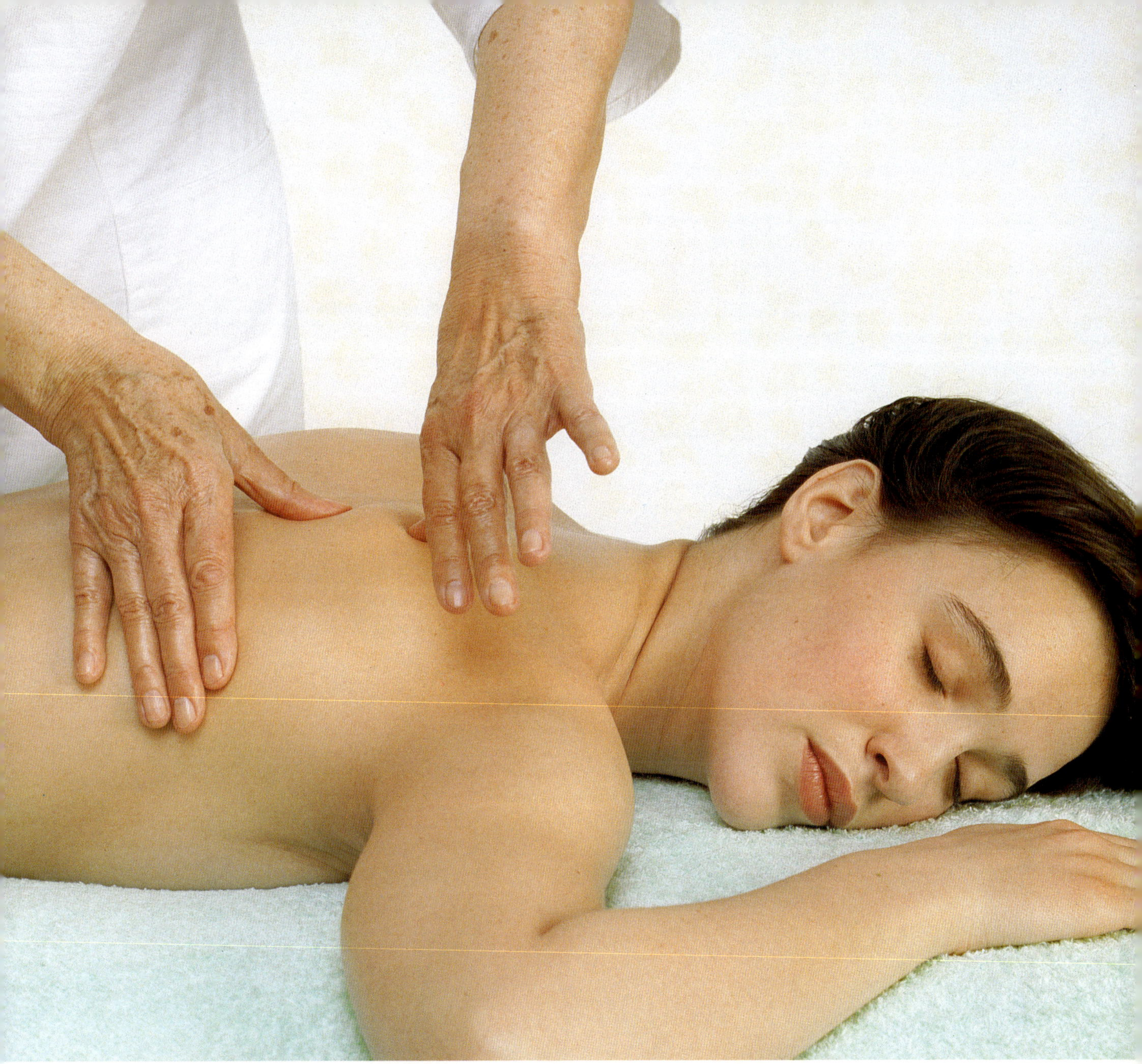

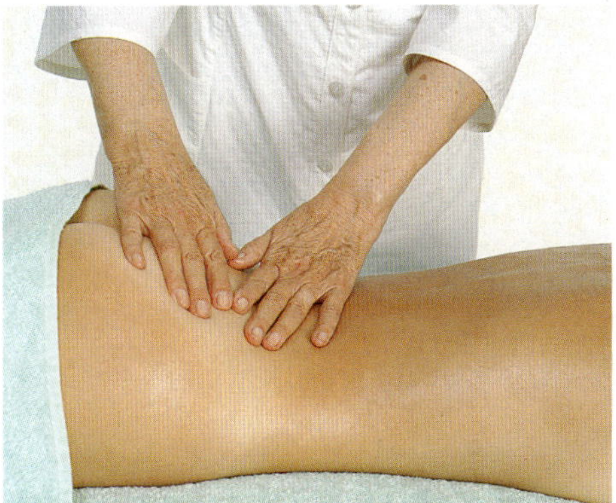

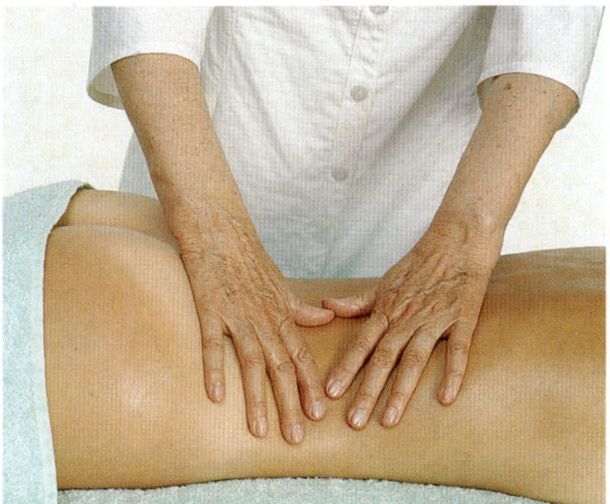

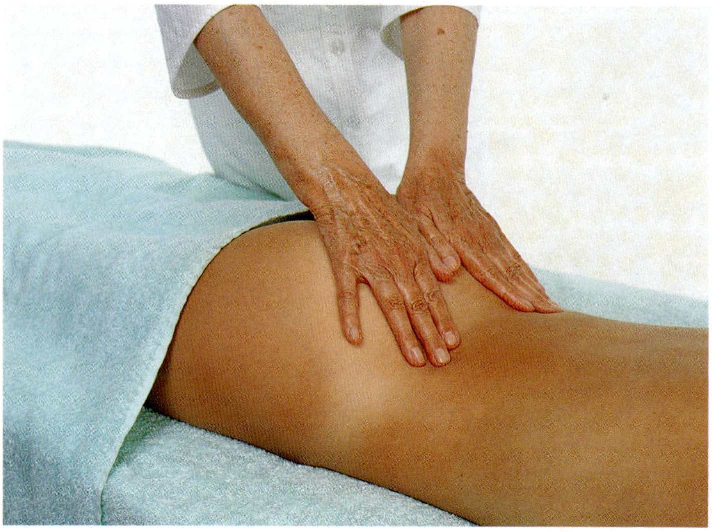

7 ◁ Mit beiden Händen und einem leichten Effleurage-Griff wird im gesamten Hüft- und Gesäßbereich die Körperölmischung aufgetragen.

8 ▽ Tiefergehende Kreisbewegungen der Daumen arbeiten sich bis zu den Hüftknochen vor. Dadurch werden Stoffwechselschlacken gelockert und Stauungen aller Art gelöst.

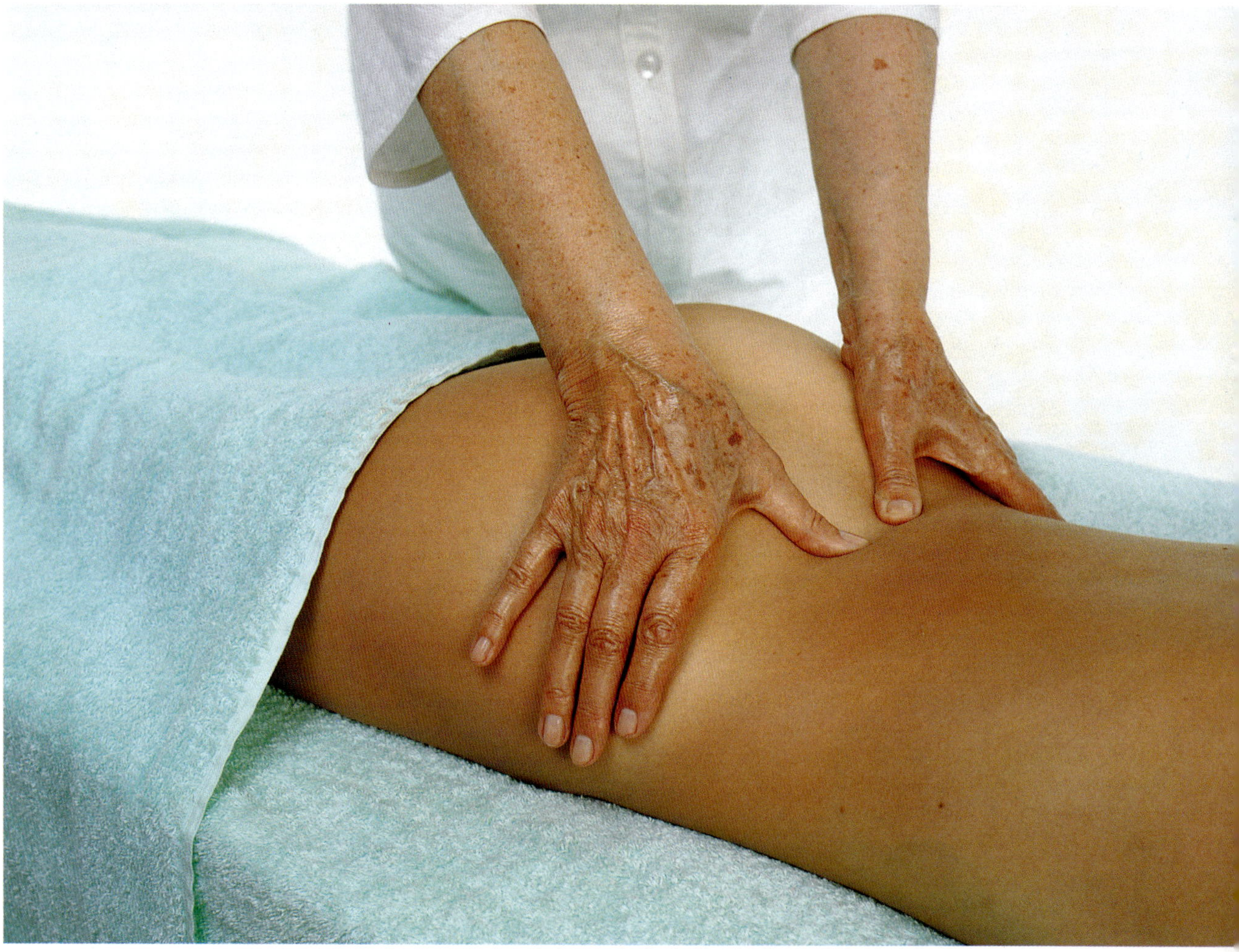

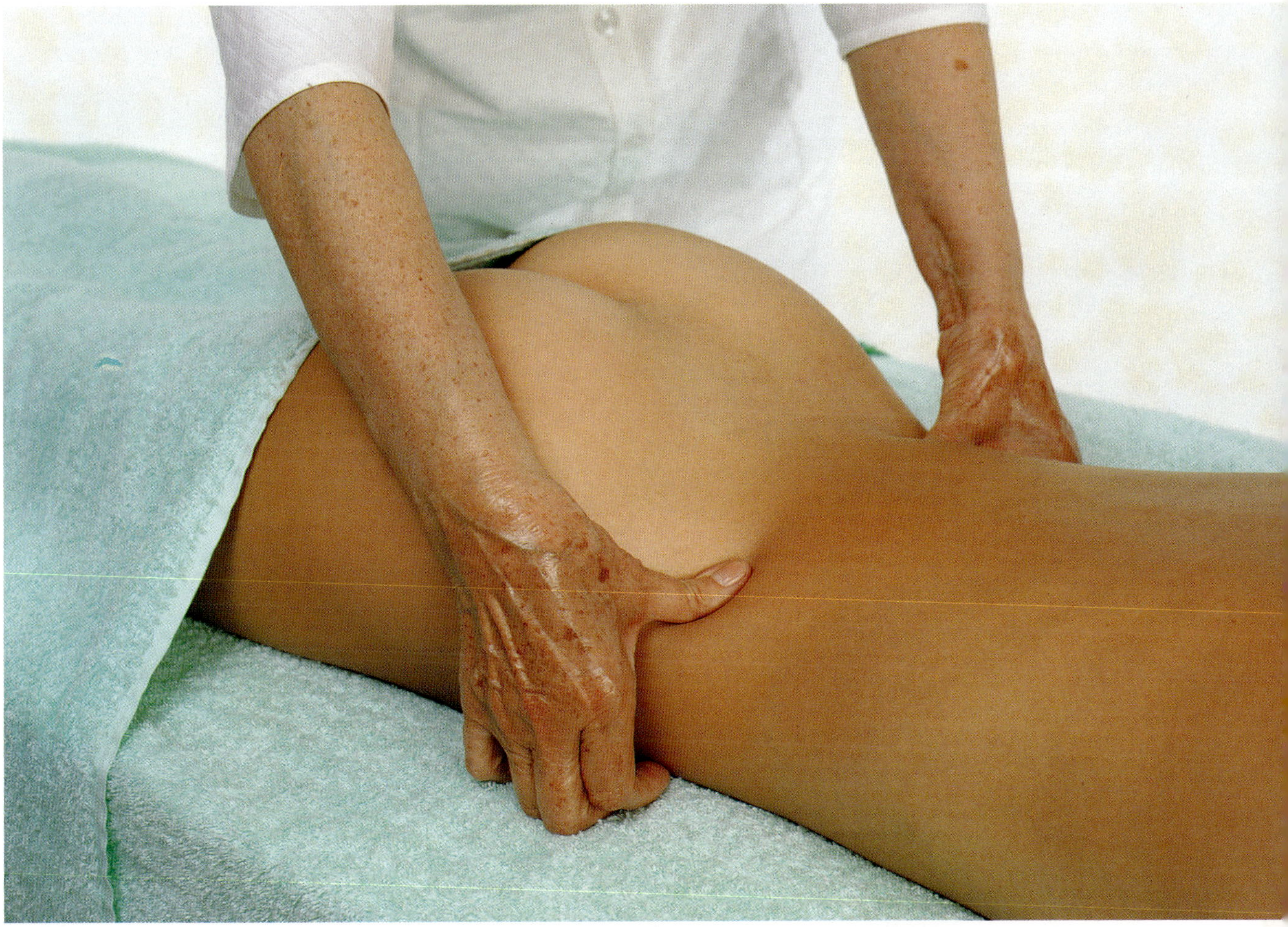

9 △ Tiefergehende gleitende Bewegung der Daumen von der Taille bis zum Gesäß trägt zur Beschleunigung des Kreislaufs bei und verbessert die Lymphdrainage.

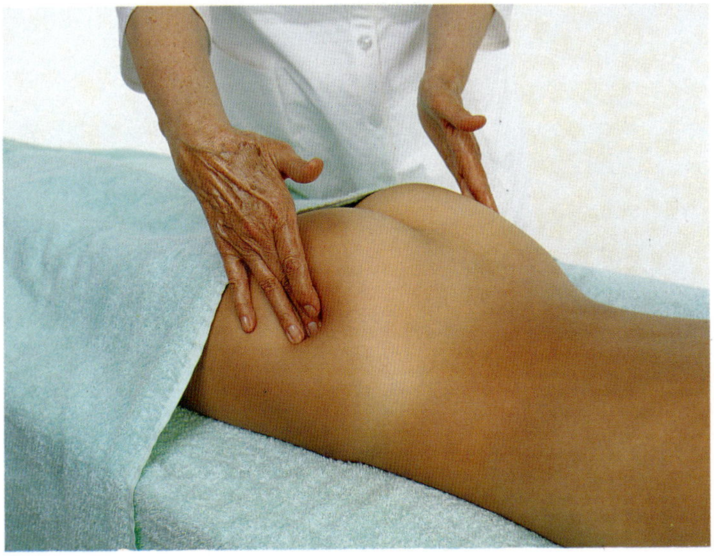

10 ▷ Mit den Mittelfingern wird zuerst Druck auf das Nervengeflecht im Hüftbereich ausgeübt; dann werden die Handflächen aufgelegt, um Nervenspannungen zu lösen.

11 ▷ Beide Hände liegen flach auf dem Lendenbereich, und eine leichte Effleurage wird über den Nieren ausgeführt.

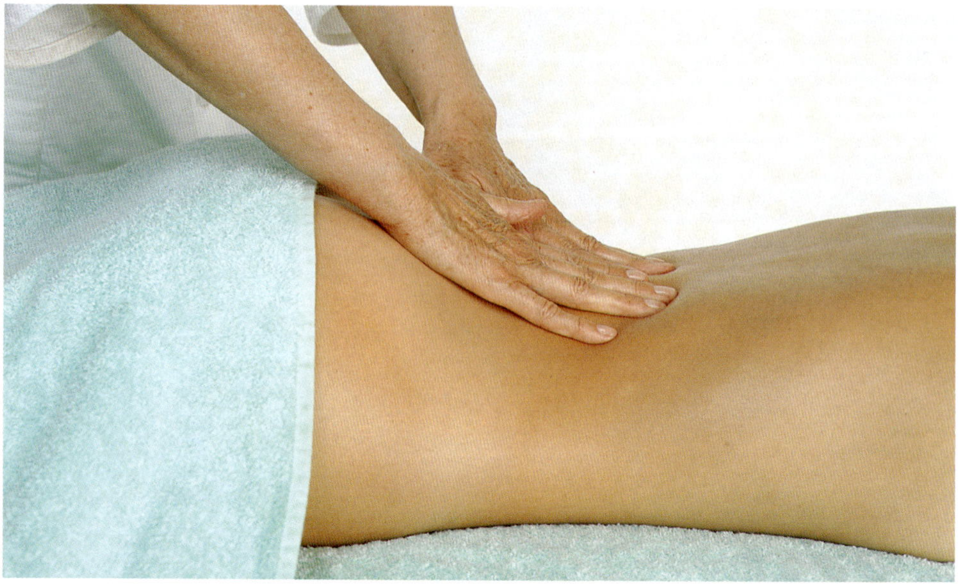

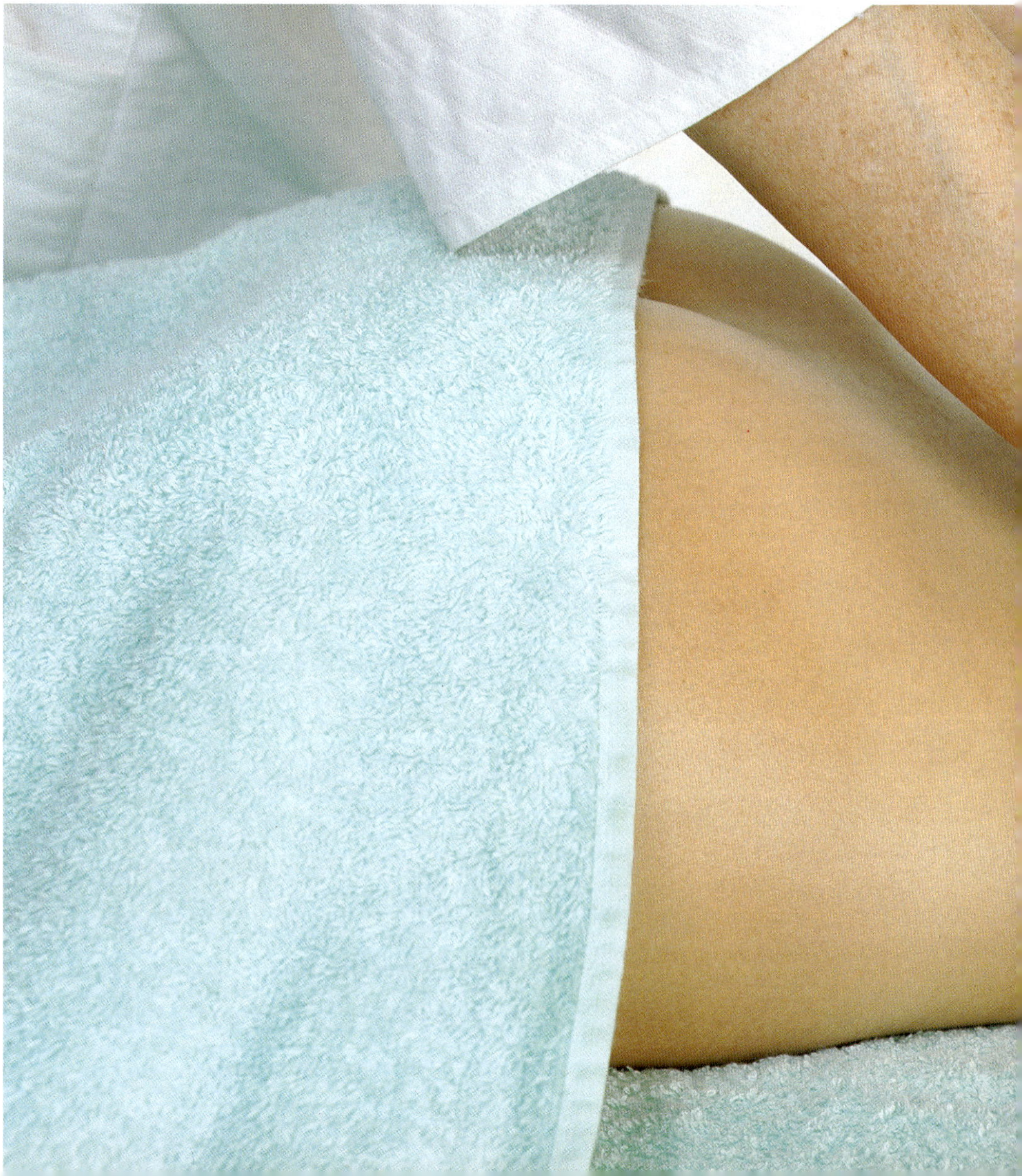

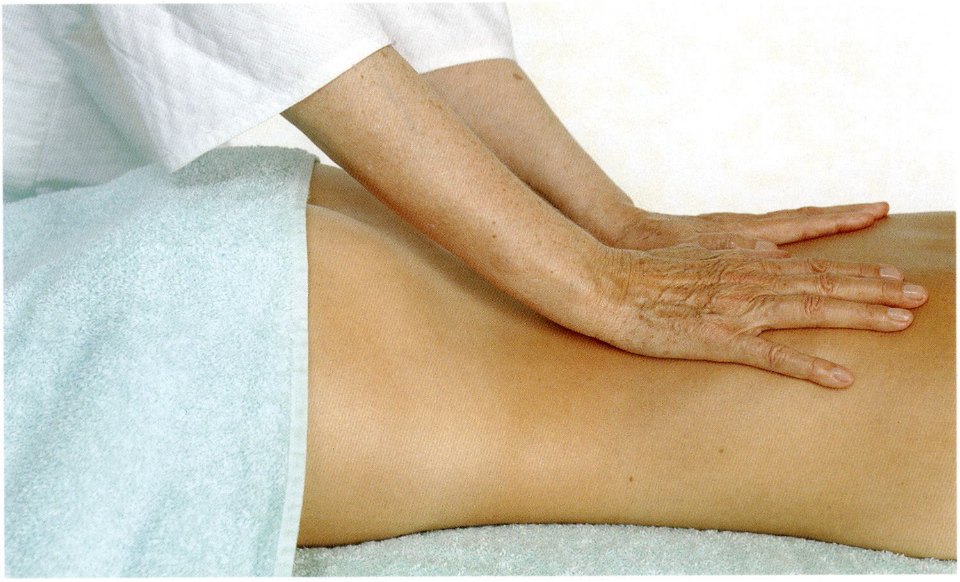

12 ◁ *Mit einer fächerartigen Bewegung wird die Nierengegend außerdem von der Körpermitte ausgehend zu den Seiten hin massiert.*

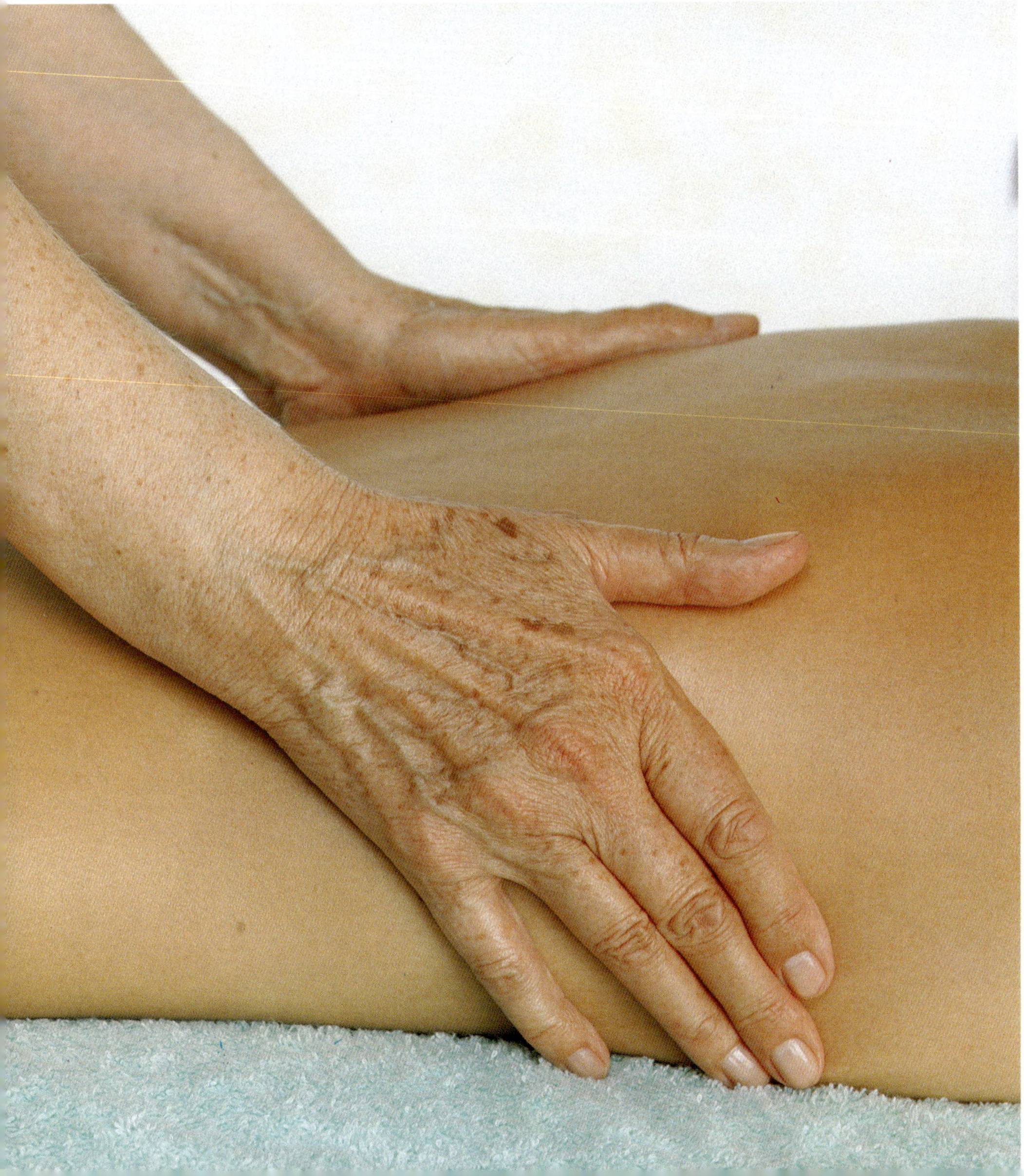

13 ◁ *Massage im Bereich der Nieren trägt zur Ausscheidung und Verteilung von Flüssigkeitsstauungen bei und verbessert die Lymphdrainage.*

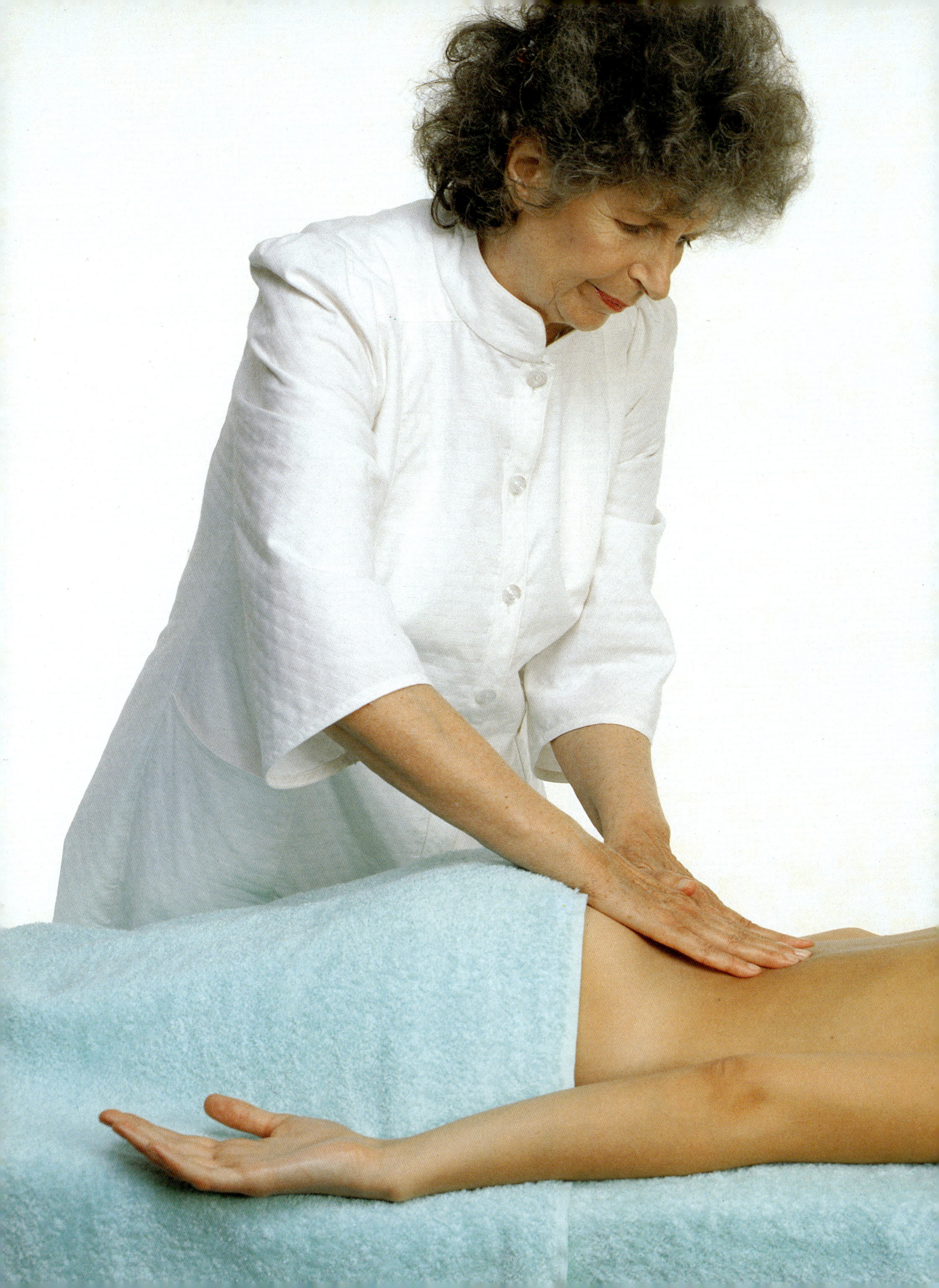

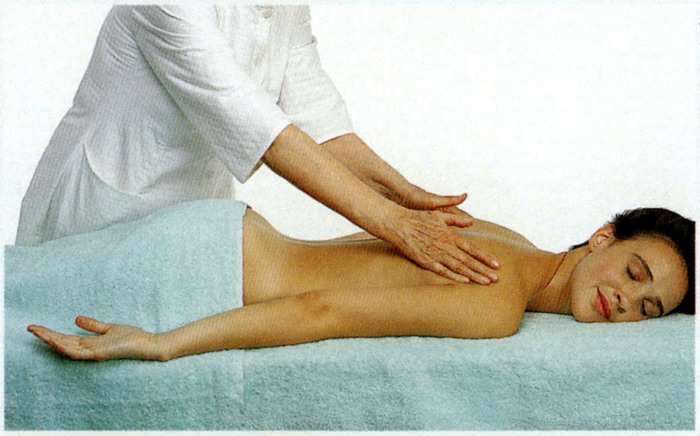

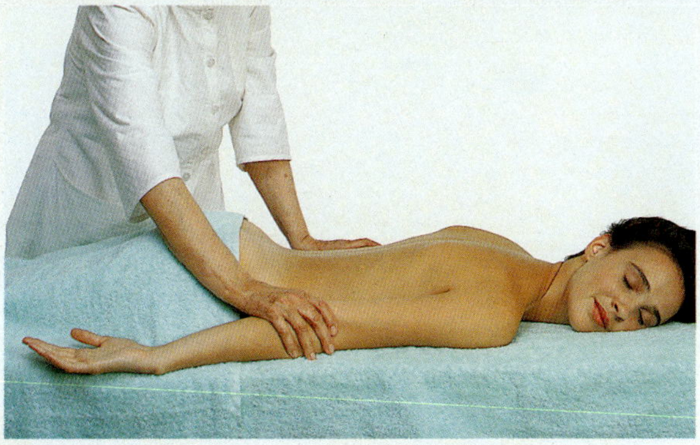

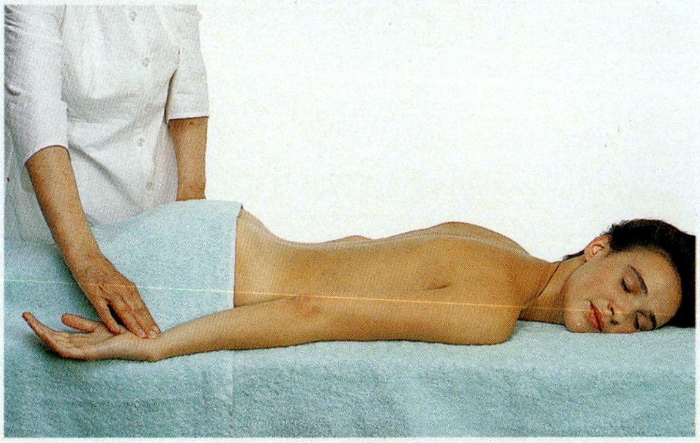

14 ◁◁ *Während die Patientin mit gestreckten Armen, Handflächen nach oben, liegt, gleiten die Hände der Therapeutin behutsam von der Lendengegend aus aufwärts.*

15 *a, b, c* ◁ *Zunächst wird Druck auf die Lymphknoten im Schulterbereich ausgeübt. Dann gleiten die Hände die Arme abwärts, bearbeiten die Druckpunkte auf der Ellbogeninnenseite, auf dem inneren Handgelenk und in der Handfläche, um damit den Lymphfluß anzuregen.*

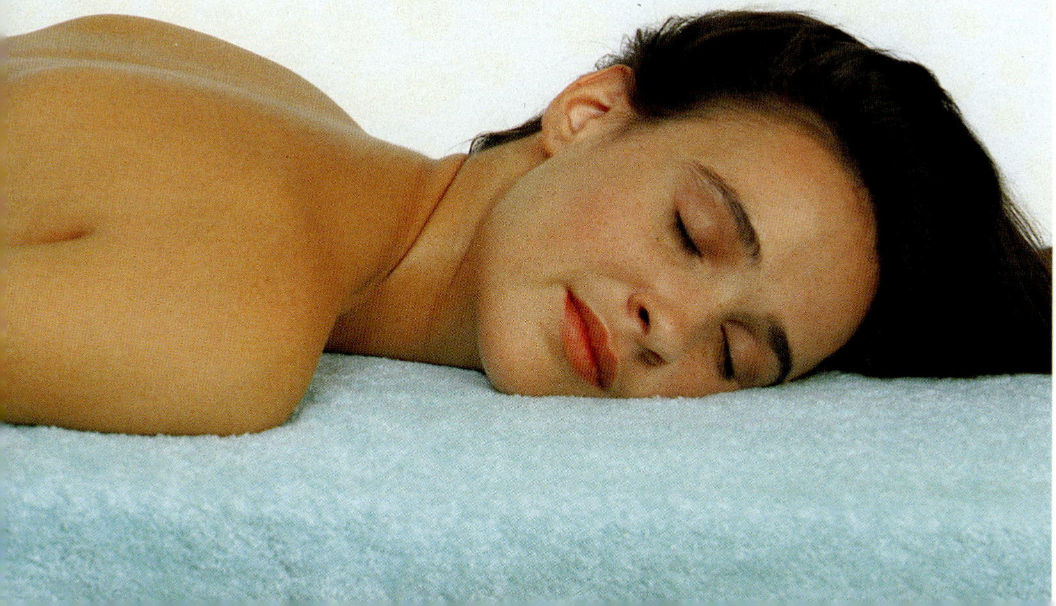

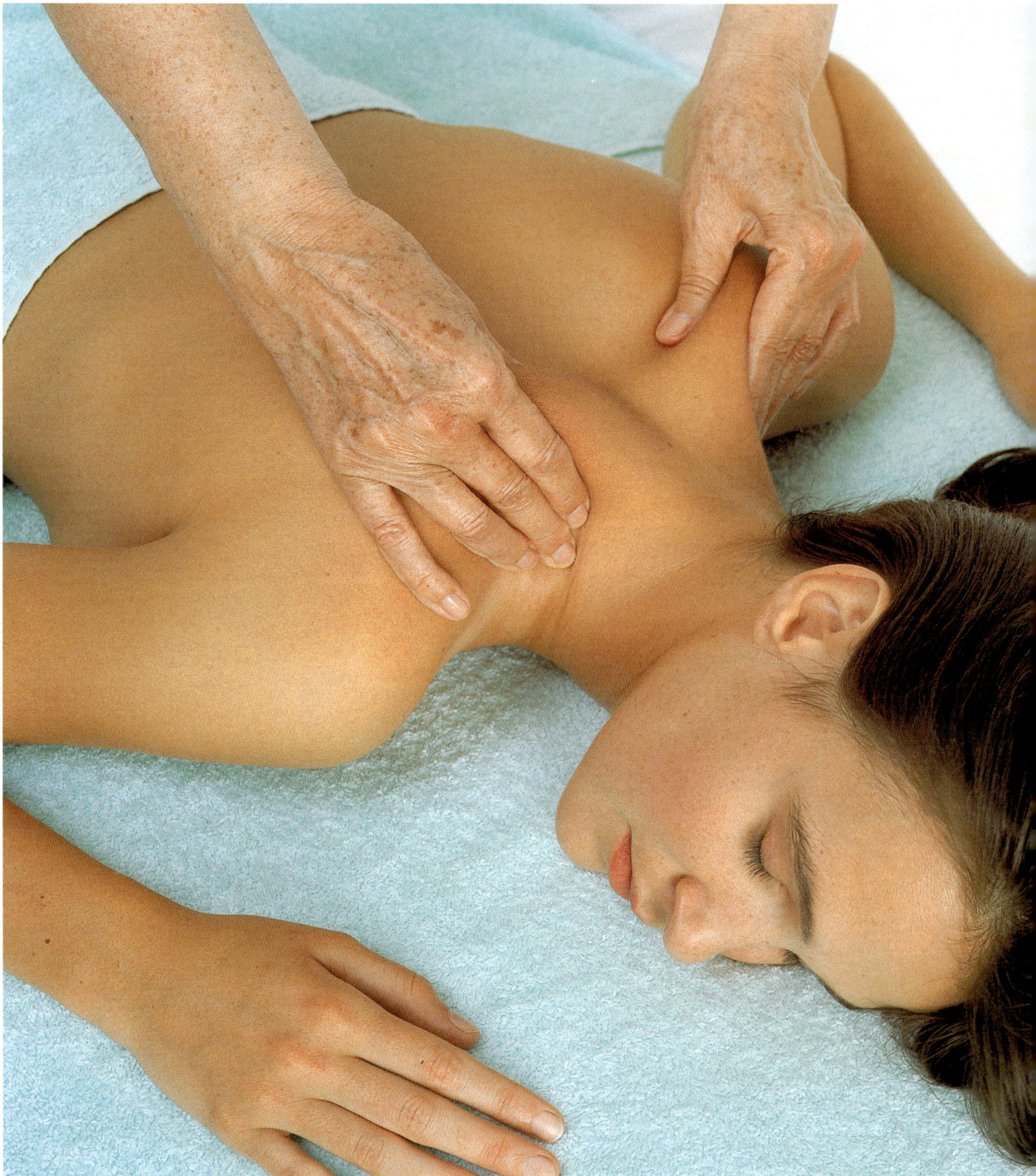

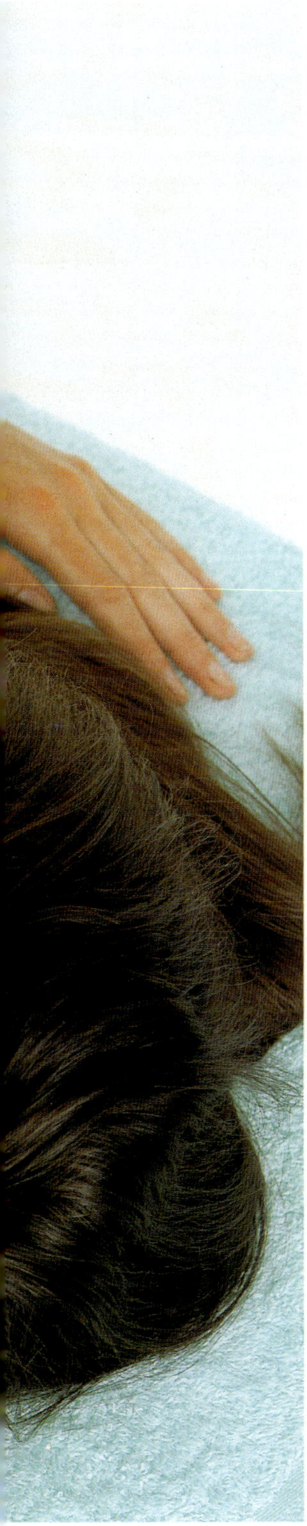

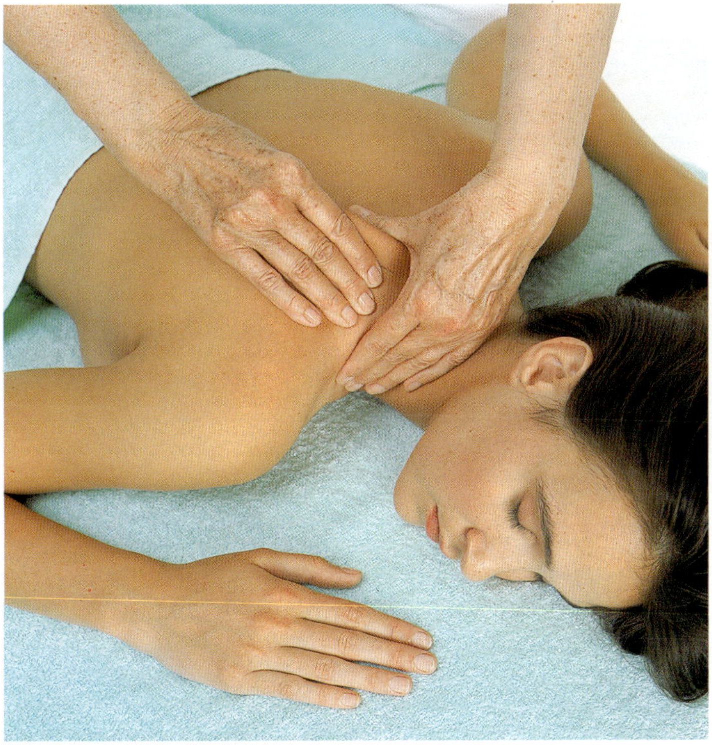

16 ◁◁ *Zu Beginn einer Petrissage zum Spannungsabbau liegen die Hände auf beiden Schultern. Dieser knetende Griff bearbeitet die Muskulatur tiefergehend, indem einzelne Bereiche aufgegriffen, gedrückt und dann wieder losgelassen werden.*

17 ◁ *Bei der Konzentration auf eine Schulter werden beide Hände abwechselnd beim Petrissage-Griff eingesetzt, was noch intensiver zur Lockerung von Verspannungen beiträgt.*

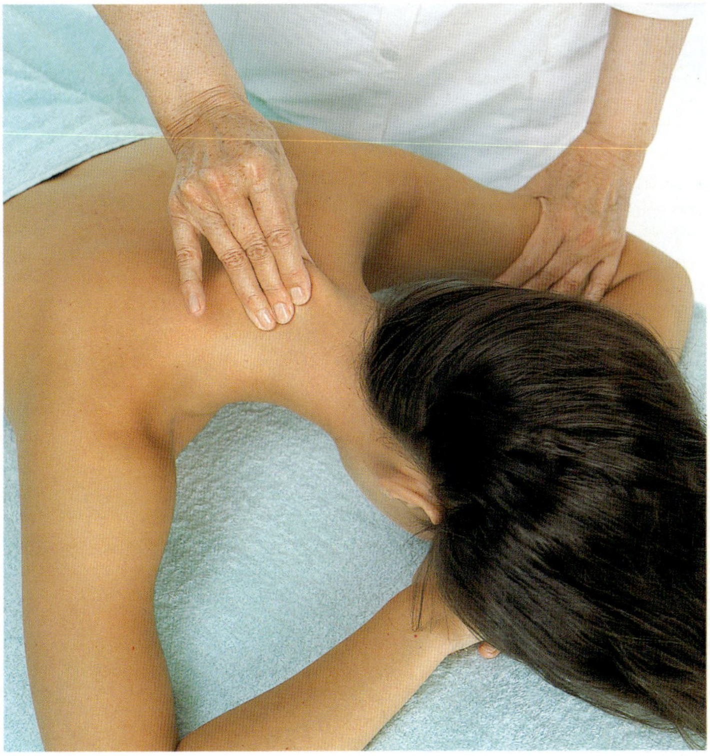

18 ◁ *Abwechselnd mit je einer Hand auf der Schulter schließt eine beruhigende Effleurage-Sequenz den Spannungsabbau in den Muskeln ab.*

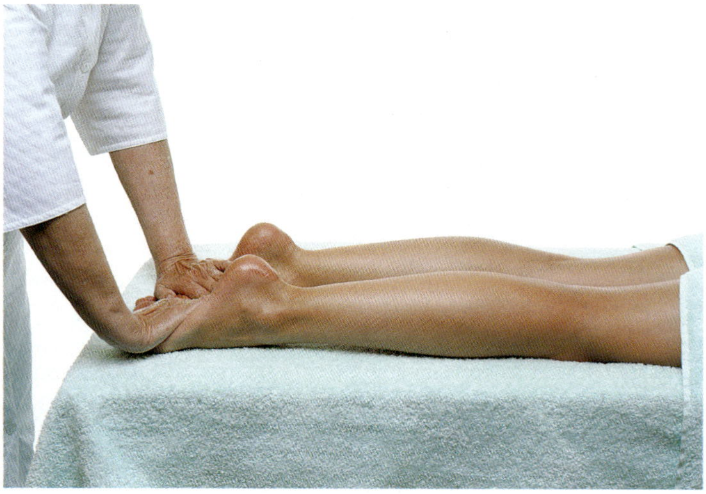

19 ◁ *Nachdem mit Effleurage-Griffen Körperöl auf beide Beine aufgetragen wurde, werden die Hände flach auf die Fußsohlen gelegt und dort zwei Sekunden lang gehalten.*

20 ▷ *Weitere zwei Sekunden lang umfassen die Hände die Knöchel, in denen sich ein wichtiges Energiezentrum befindet.*

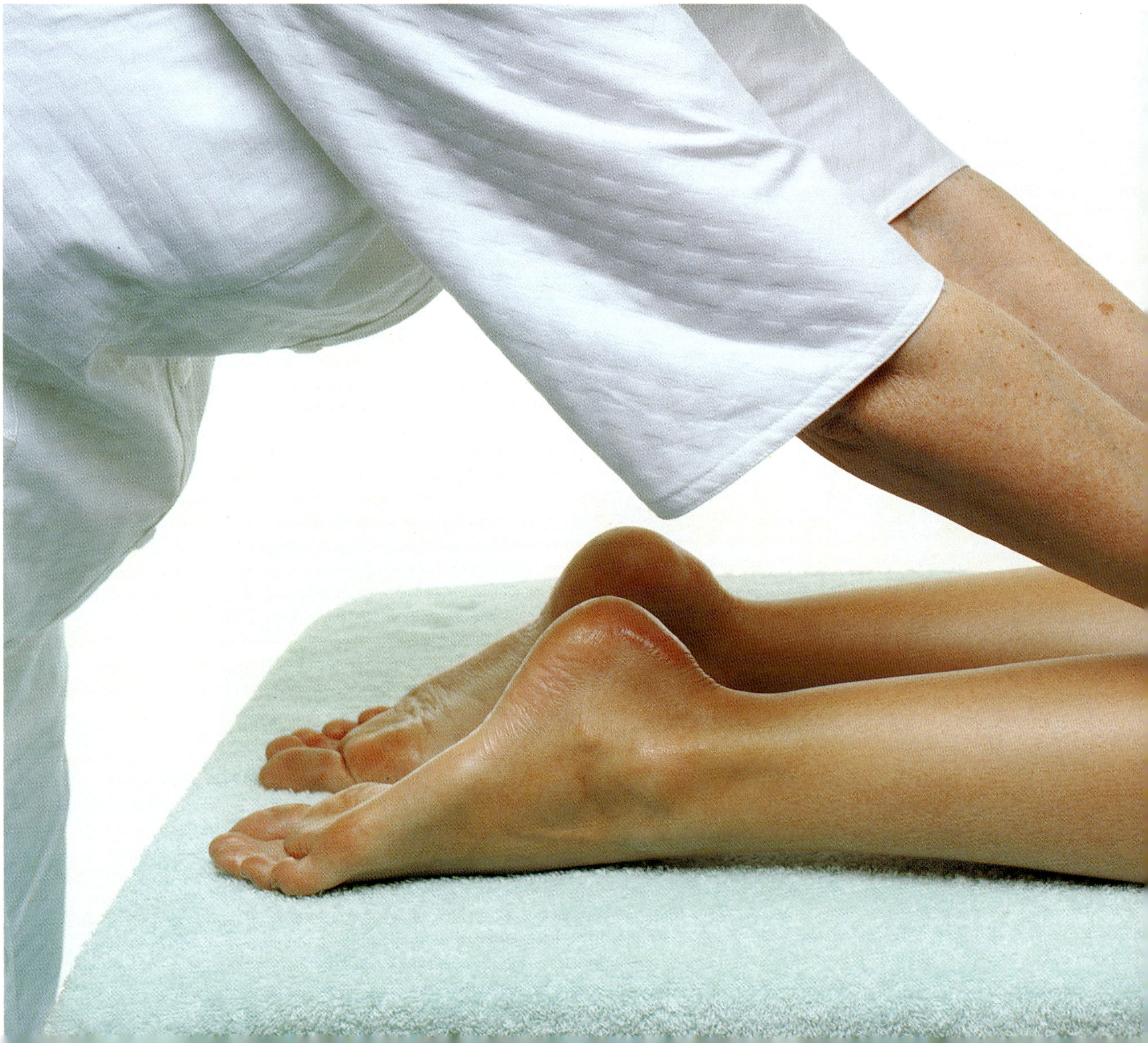

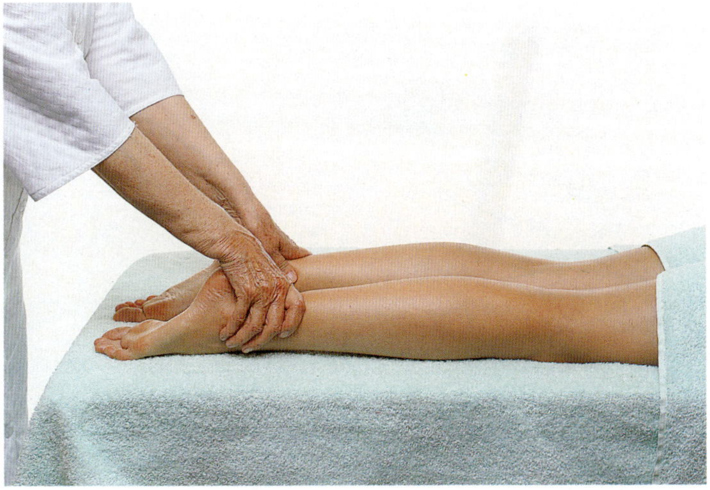

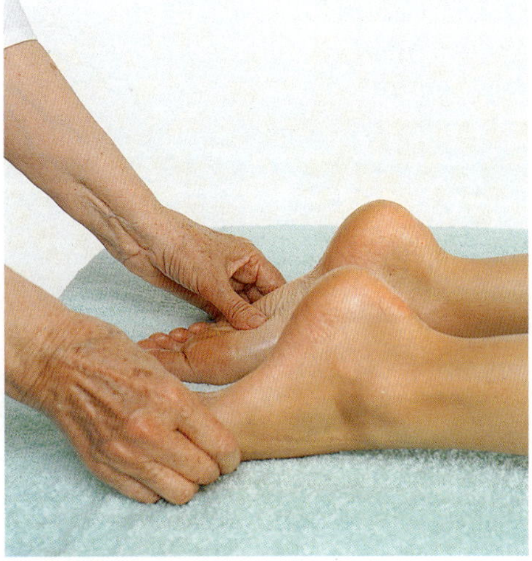

21 ◁ *Die Hände gleiten von den Knöcheln in die Kniekehlen, wo sie zwei Sekunden lang ruhen. Dann gleiten sie weiter hinauf bis zum Oberschenkelansatz. Diese Bewegung unterstützt den Spannungsabbau und verbessert sowohl den Lymphfluß als auch den Blutkreislauf.*

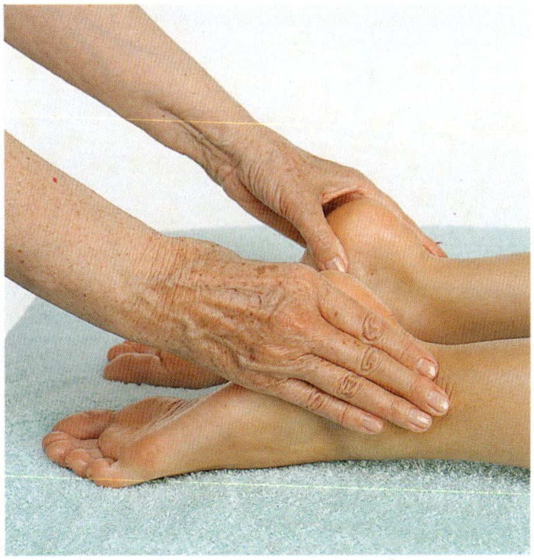

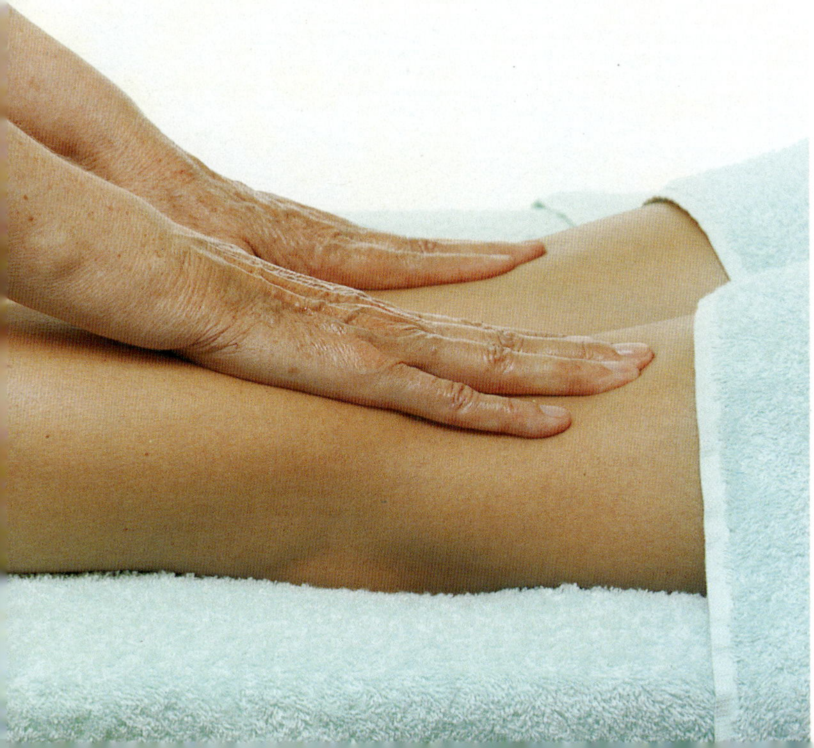

22 *a, b* △ *Kreisende Daumenbewegungen auf den Fußsohlen und Fersen regen die Reflexpunkte an, die ihrerseits dann die entsprechenden Organe im Körper stimulieren.*

23 ▷ *Die Patientin liegt auf dem Rücken. Mit sauberen, trokkenen Händen beginnt die Arbeit am Kopf. Auf verschiedene Punkte entlang der Schädelspalte wird Druck ausgeübt, um die endokrinen Punkte zu erreichen und das ganze System anzuregen.*

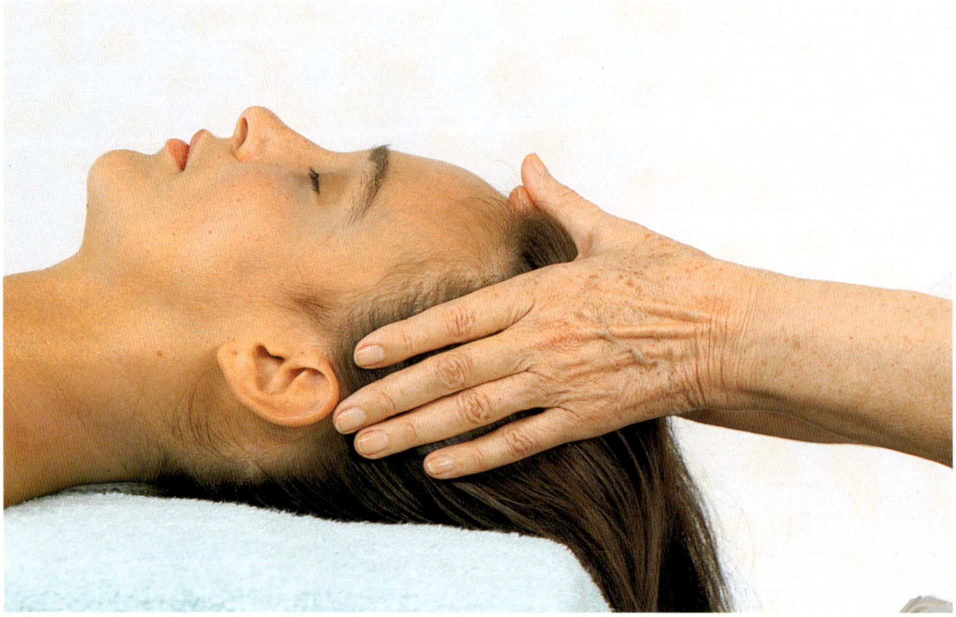

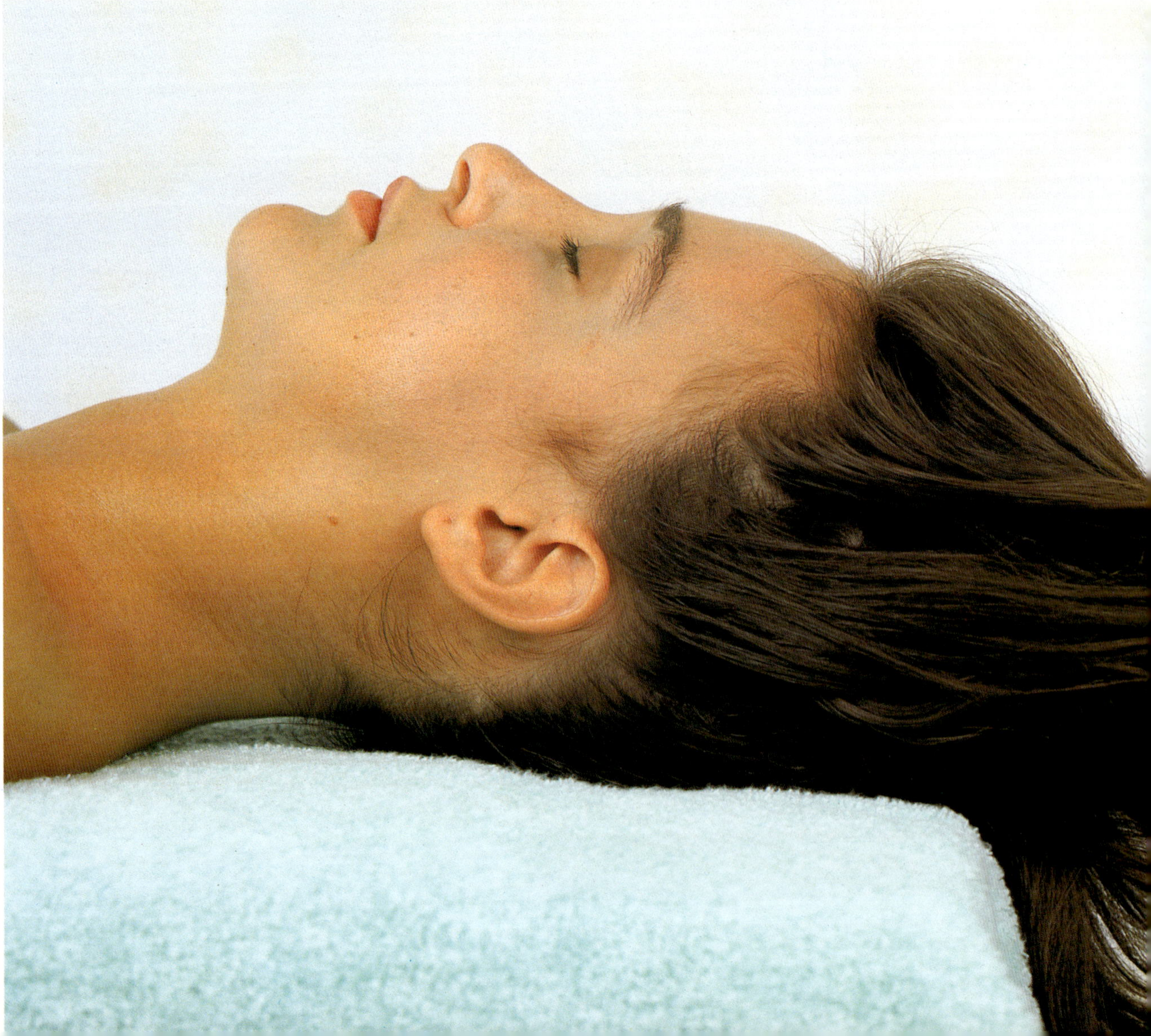

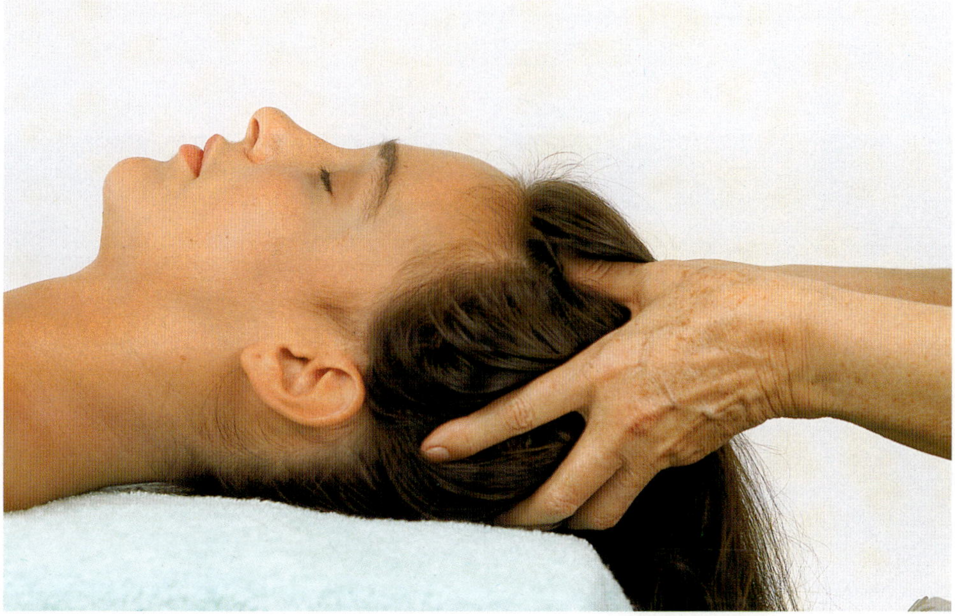

24 ◁ *Kreisende Bewegungen der Fingerspitzen über die gesamte Schädeldecke lockern die Kopfhaut. Das unterstützt den Blutkreislauf, fördert den Haarwuchs und lokkert Spannungen innerhalb der Kopfmuskulatur.*

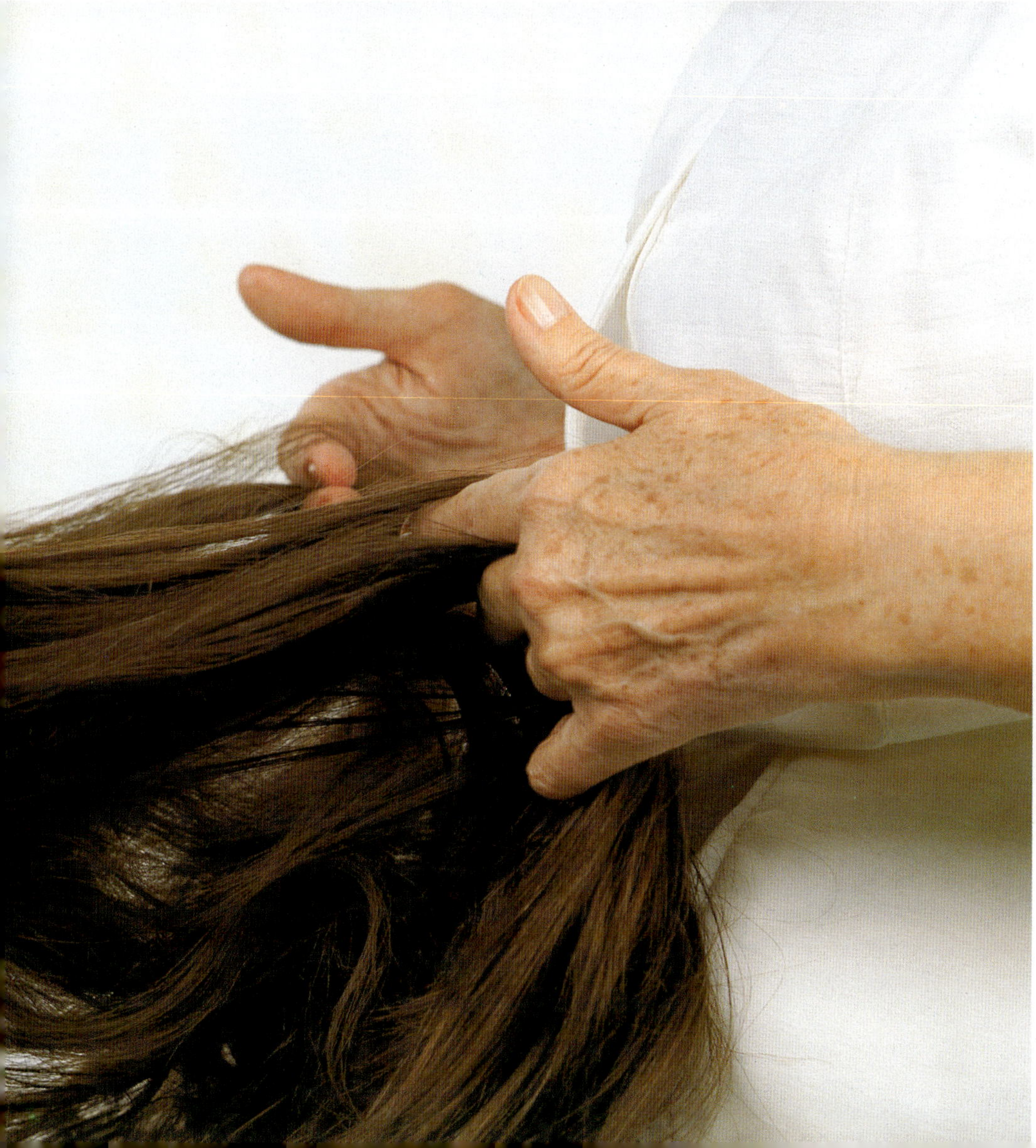

25 ◁ *Die Hände werden bis ans Ende der Haarspitzen durchgezogen, um den Energiefluß zu verteilen.*

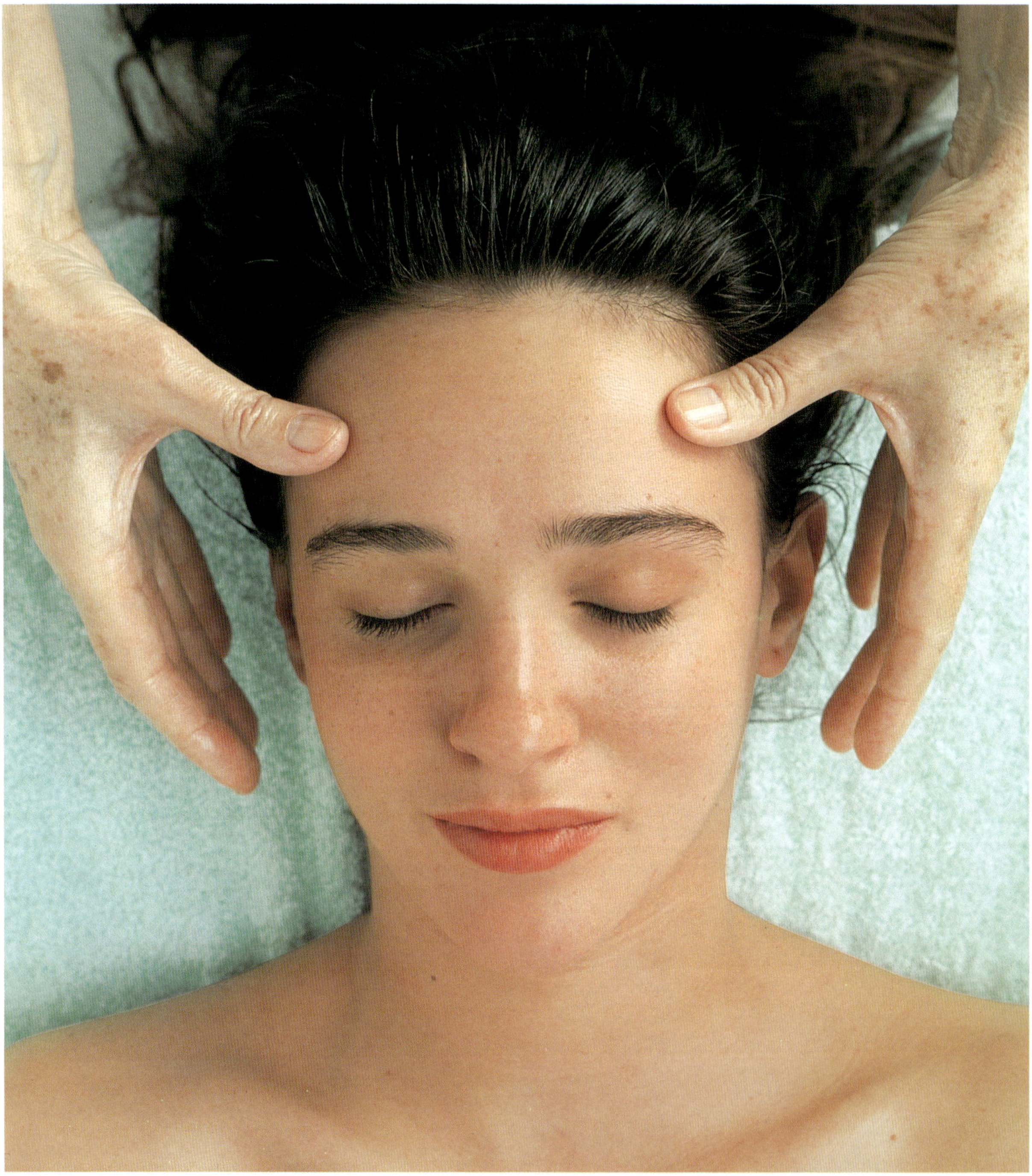

26 △ *Mit einigen Effleurage-Griffen wird die Ölmischung über Gesicht und Nacken verteilt. Arbeit auf den Druckpunkten der Stirn regt das Energiezentrum an und lockert Verspannungen.*

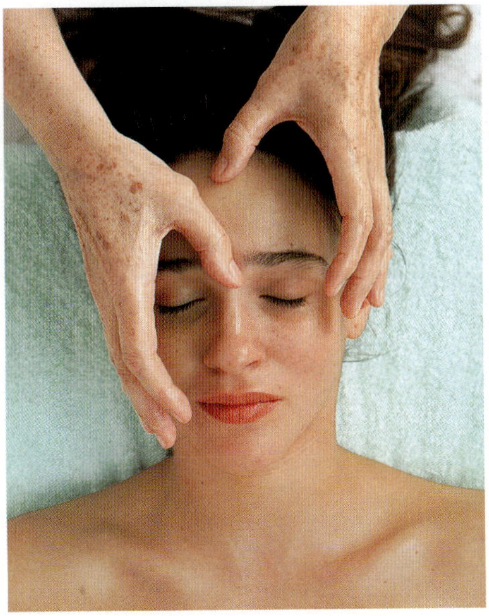

27 △ *Stärkerer Druck wird auf den Runzelmuskel, die Verbindung zwischen beiden Seiten der Nasenwurzel, ausgeübt und dann bis zum Haaransatz durchgezogen. Das lockert Verspannungen.*

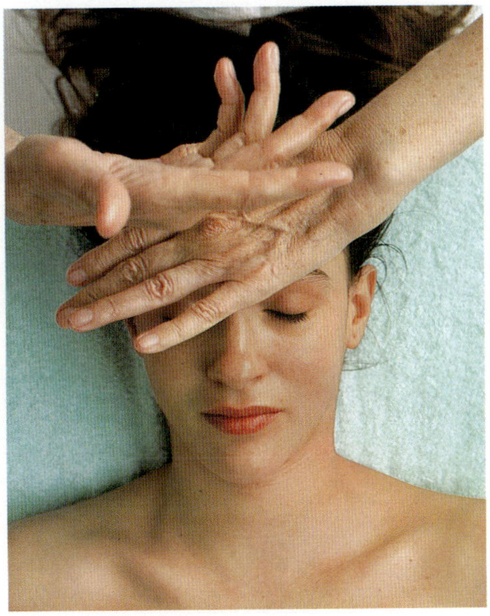

28 △ *Abwechselndes leichtes Streichen mit beiden Händen über die Stirn hat eine sehr entspannende Wirkung.*

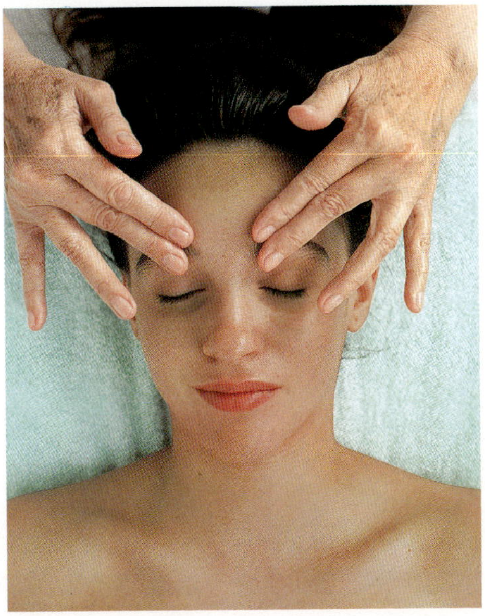

29 △ *Massage der Muskulatur rund um Augen und Augenlider verbessert den Blutkreislauf und entspannt strapazierte Augen.*

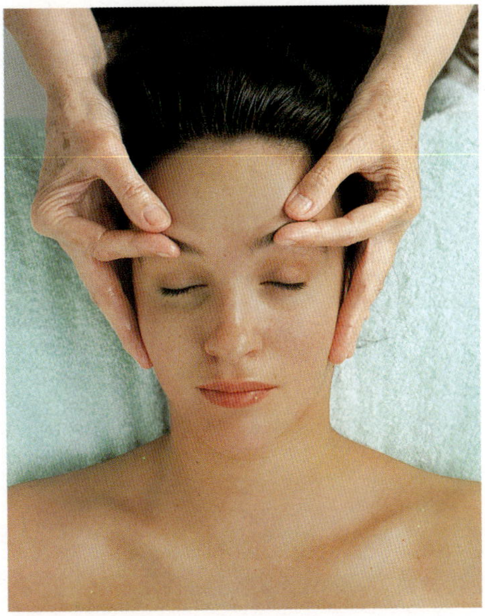

30 △ *Gegen überanstrengte Augen und Nebenhöhlenprobleme hilft Petrissage des Runzelmuskels und Druck im Knochenbereich unterhalb der Augenbrauen.*

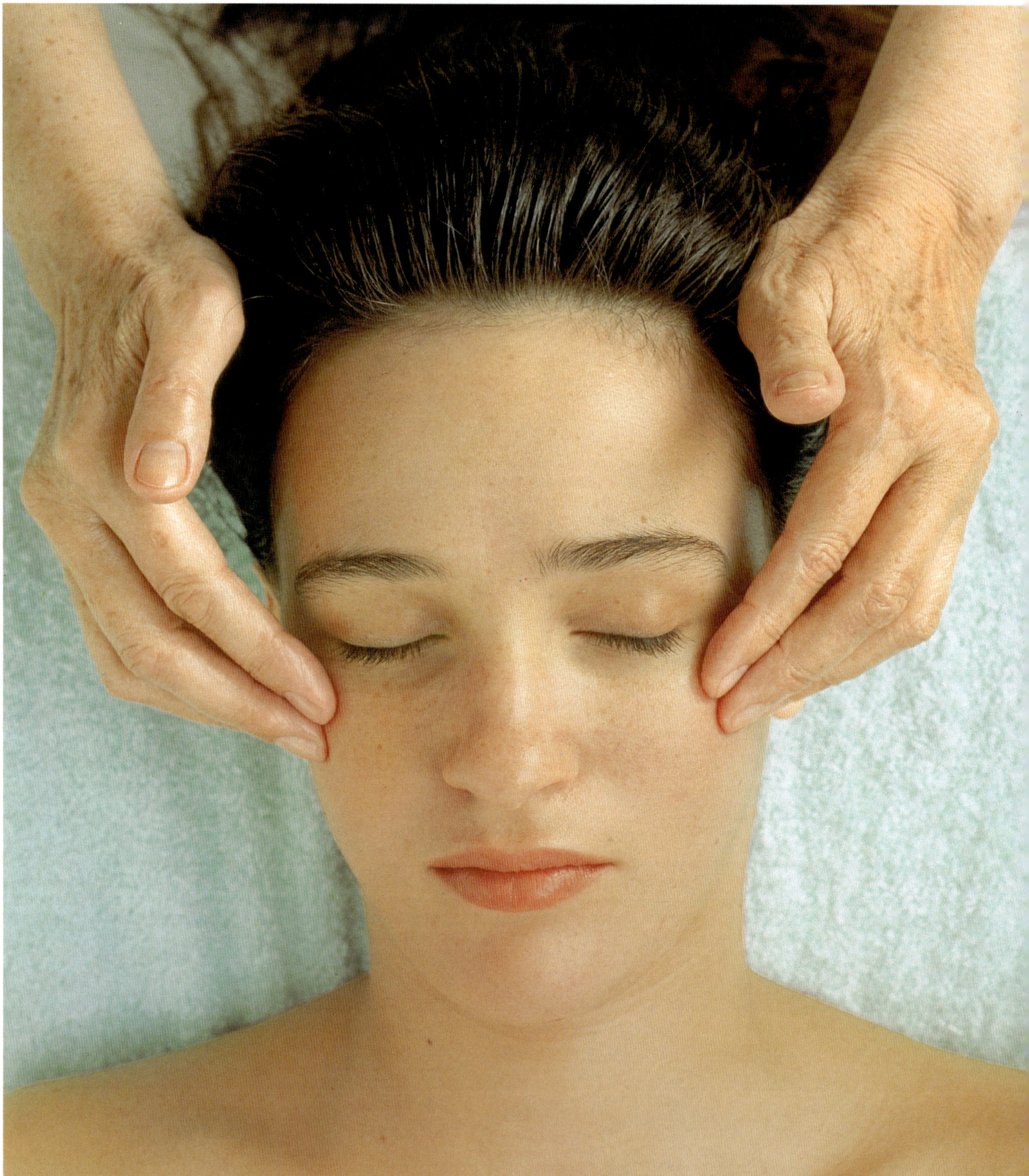

31 ◁ *Die Finger gleiten flach von der Nase nach außen über die Wangenknochen in Richtung Schläfen, wobei Verstopfungen im Nebenhöhlenbereich gelöst werden.*

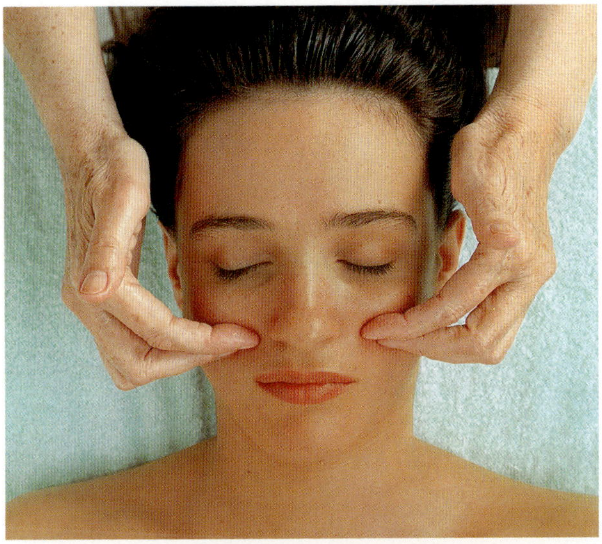

32 ◁ *Mit den Fingerspitzen und leicht gekrümmten Händen wird von den Nasenwinkeln ausgehend zu den Seiten des Gesichts hin sanfter Druck ausgeübt. Dadurch lassen sich Spannungen abbauen.*

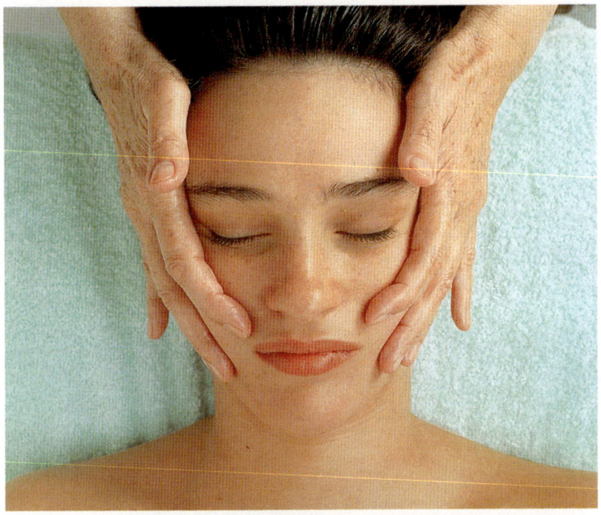

33 ◁ *Zur verstärkten Lymphdrainage wird mit beiden Handflächen von den Nasenflügeln aus über die Lymphknoten im Gesichtsbereich bis zu den Ohren mit leichtem Druck massiert.*

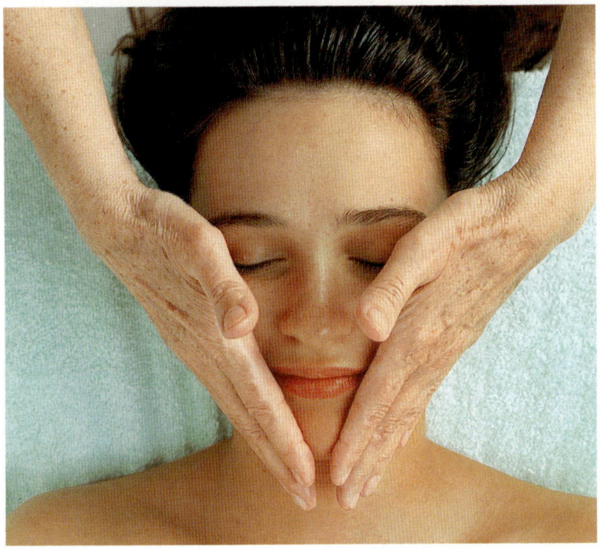

34 ◁ *Wenn beide Hände das Gesicht bedekken, kann eine vibrierende Bewegung die Muskulatur anregen und dadurch ihre Spannkraft erhöhen.*

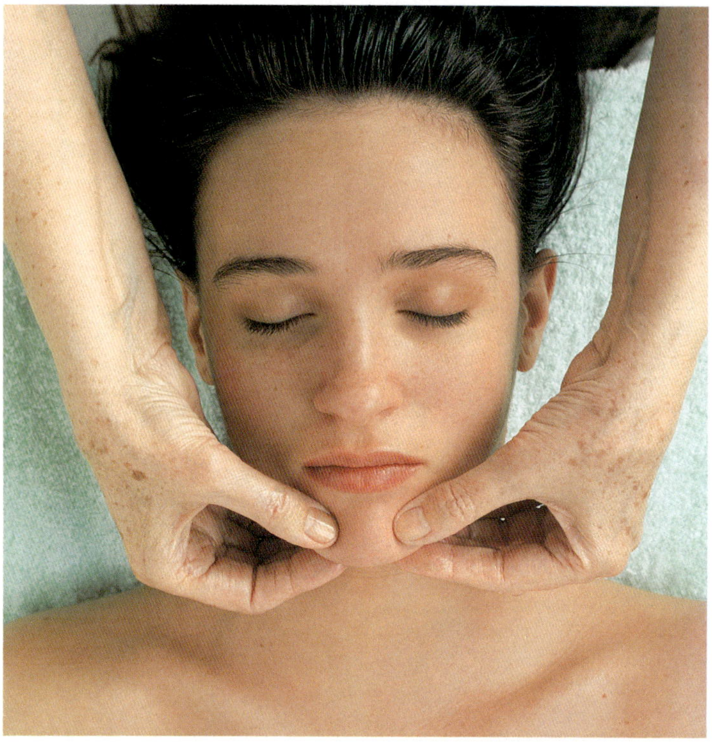

35 ◁ *Die Gesichtskonturen werden massiert, indem die Finger unter dem Kieferknochen liegen und die Daumen in Kreisbewegungen vom Kinn zum Ende des Kieferknochens hin arbeiten. Auch dies erhöht die Muskelspannkraft und baut gleichzeitig Flüssigkeits- und Fettablagerungen ab.*

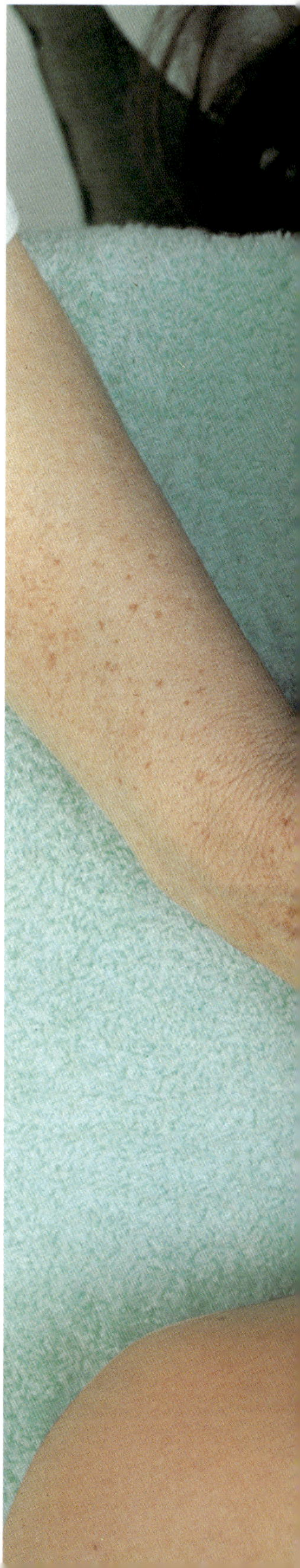

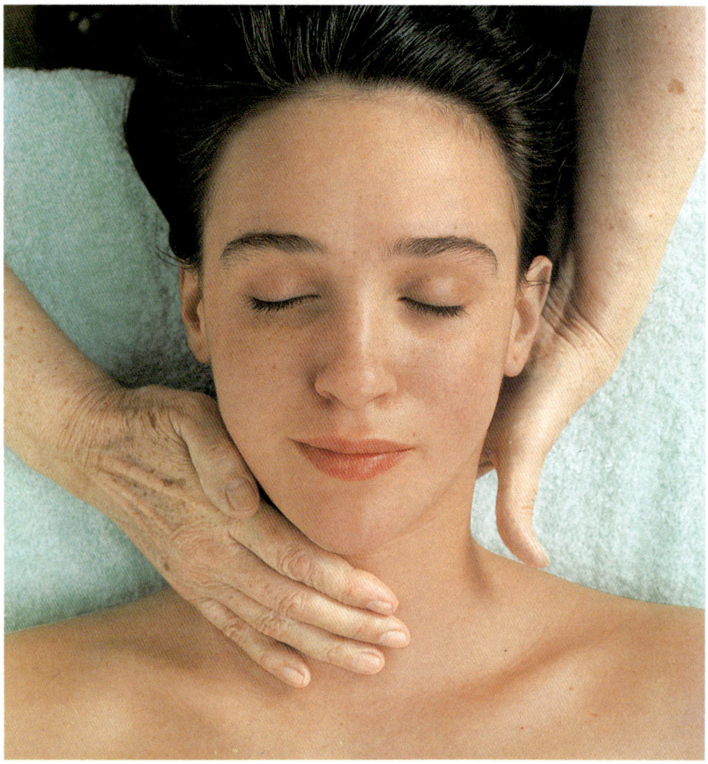

36 ◁ *Die Hände gleiten von einer Seite des Halses zur anderen und verbessern dadurch die Spannkraft von Muskulatur und Haut.*

37 ▷ *Besänftigendes Streichen auf beiden Seiten des Halses verbessert hier die Elastizität der Haut.*

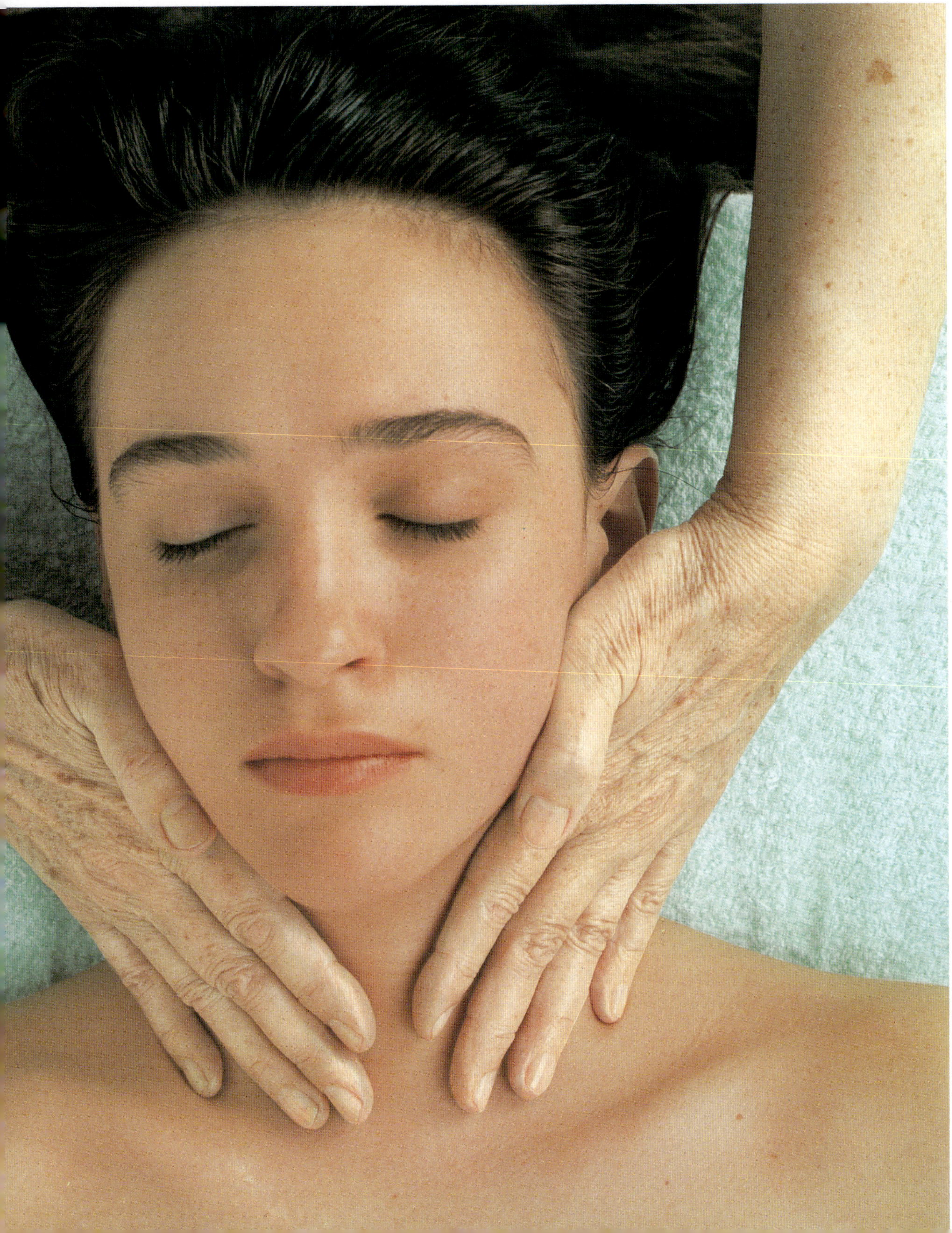

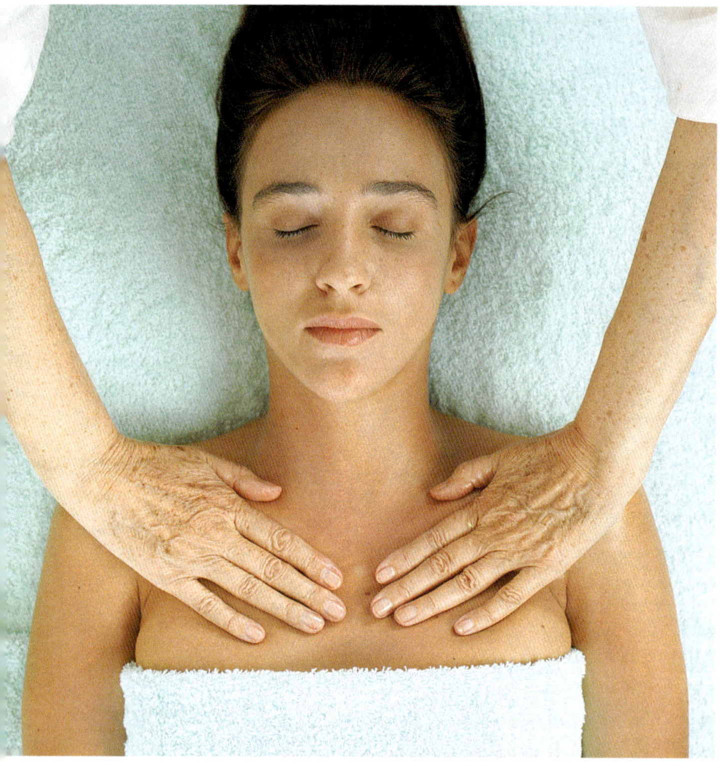

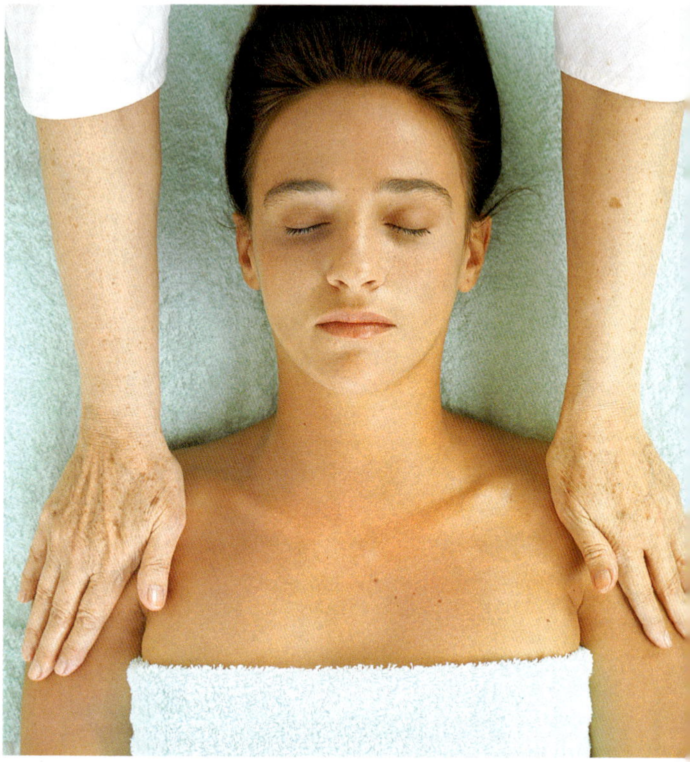

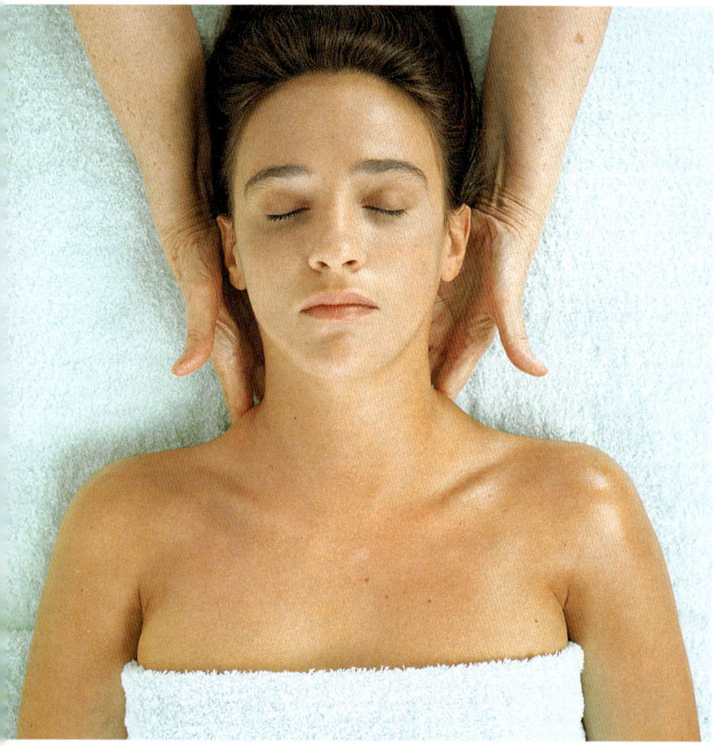

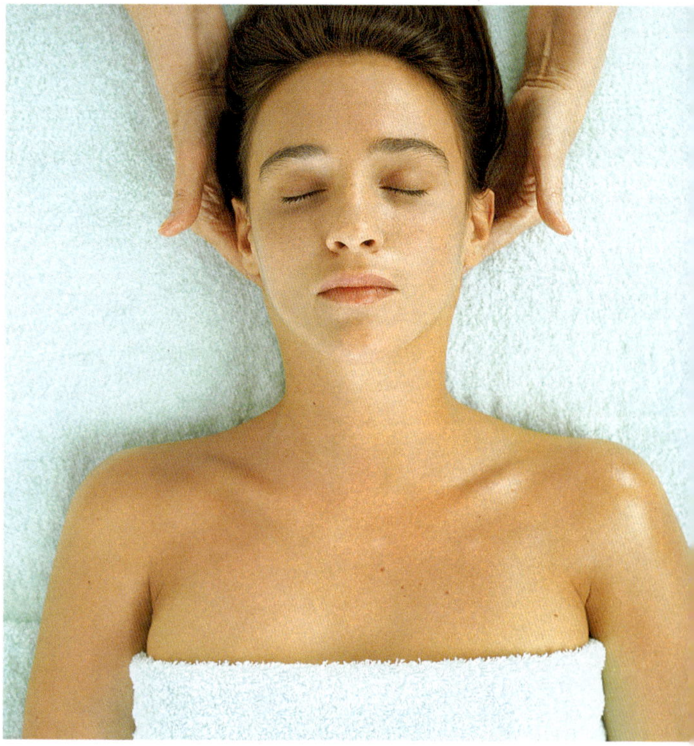

38 ◁ ◁ *Die Hände gleiten abwärts in den Brustbereich und regen die Lymphdrainage an.*

39 ◁ *Druckmassage rund um die Schultern unterstützt den Spannungsabbau.*

40 ◁ ◁ *Zur Lockerung von Spannungszuständen werden beide Hände flach im Nacken aufgelegt.*

41 ◁ *Der Hinterkopf wird mit besänftigenden Aufwärtsbewegungen bearbeitet.*

42 ▷ *Kreisbewegungen der Fingerkuppen auf dem Trapezmuskel im hinteren Schulterbereich entkrampfen und lokkern den Muskel.*

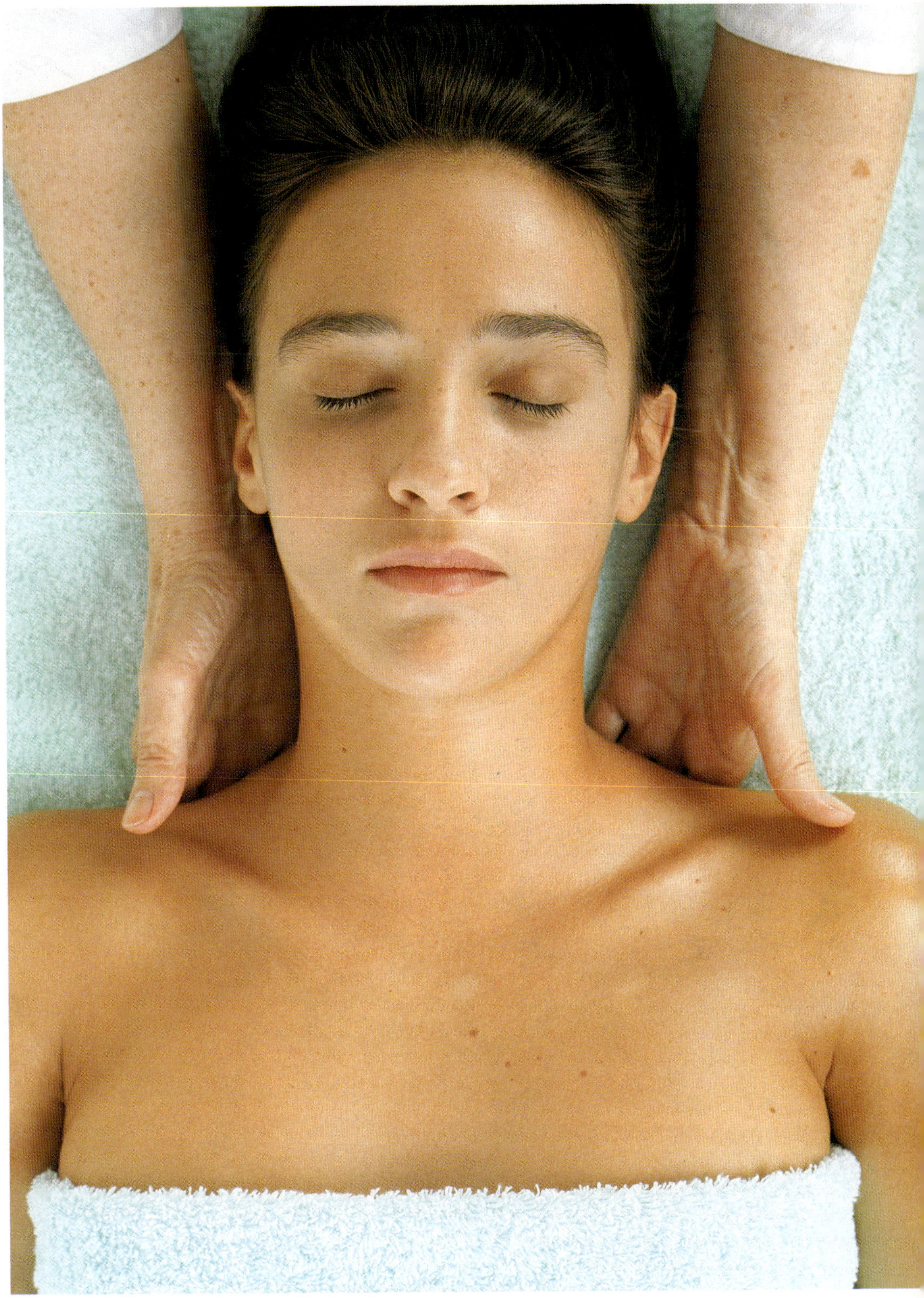

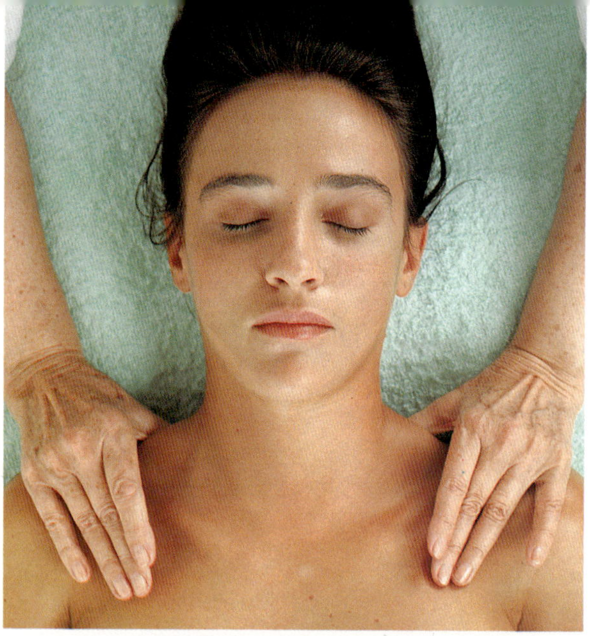

43 ◁ *Tiefergehende Petrissage auf den Schultern entkrampft die Muskeln, löst Verspannungen und verteilt eventuelle Ansammlungen von Fett und Flüssigkeit.*

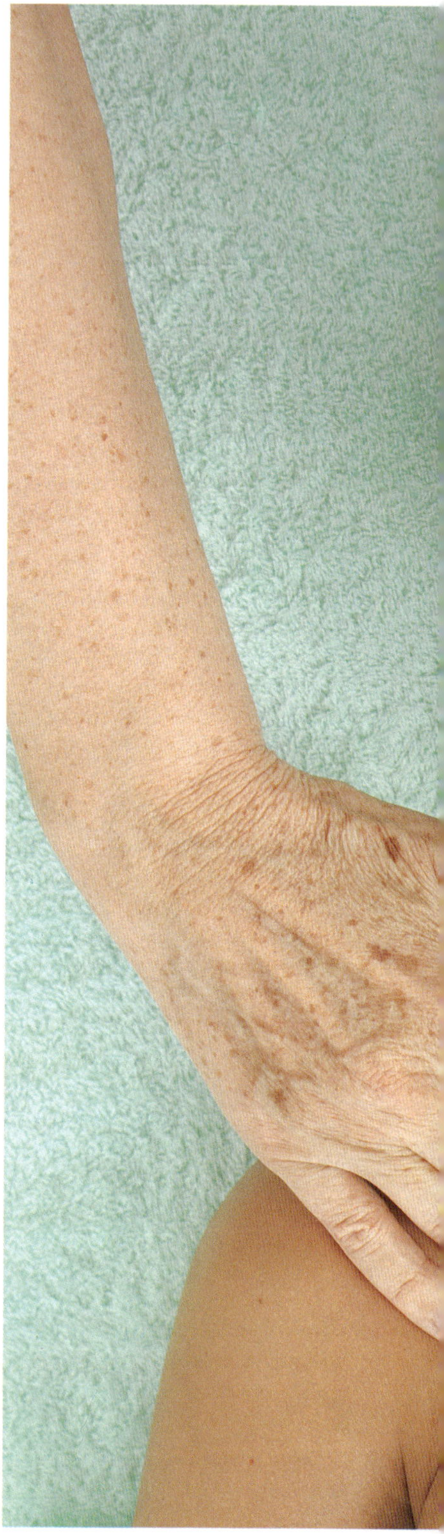

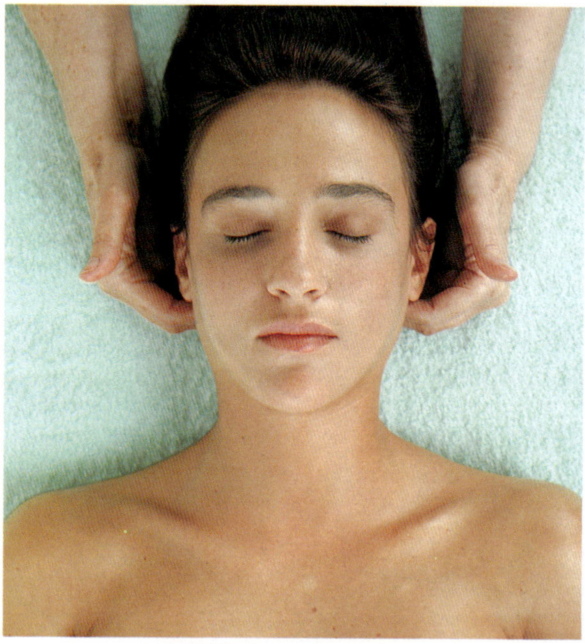

44 ◁ *Die Fingerkuppen umfassen den Hinterhauptknochen und strecken behutsam den Nacken. So werden Verspannungen gelöst.*

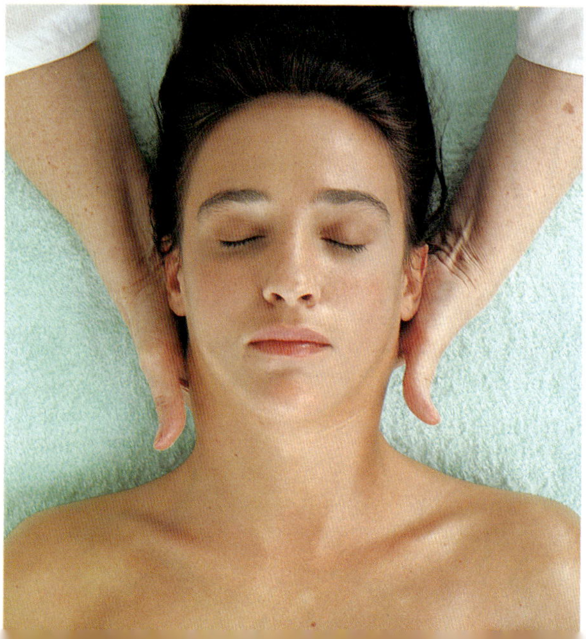

45 ◁ *Die leicht unter dem Nacken gekrümmten Hände werden vorsichtig angehoben; ihr Vibrieren wirkt auf die Patientin sehr entspannend.*

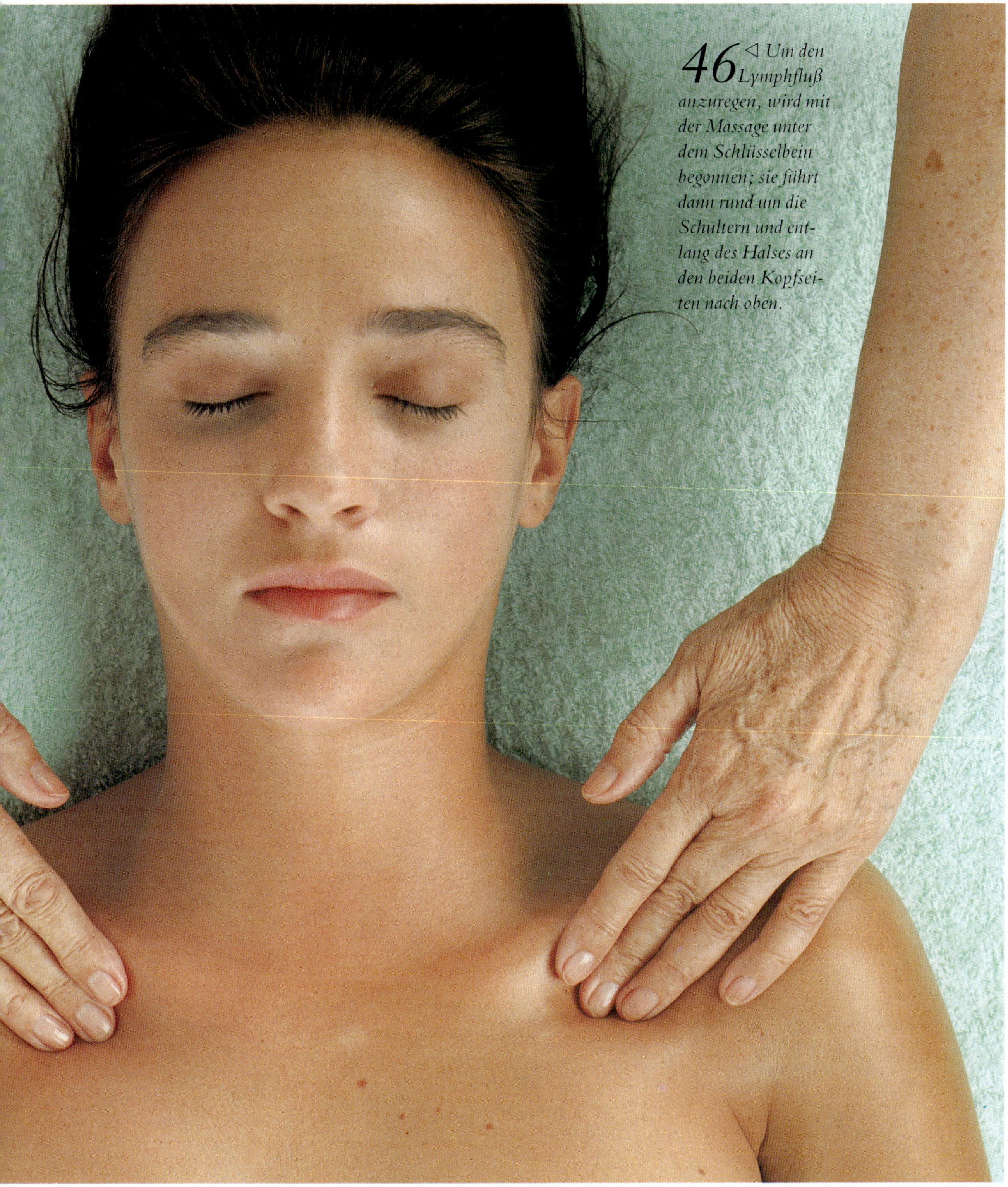

46 ◁ *Um den Lymphfluß anzuregen, wird mit der Massage unter dem Schlüsselbein begonnen; sie führt dann rund um die Schultern und entlang des Halses an den beiden Kopfseiten nach oben.*

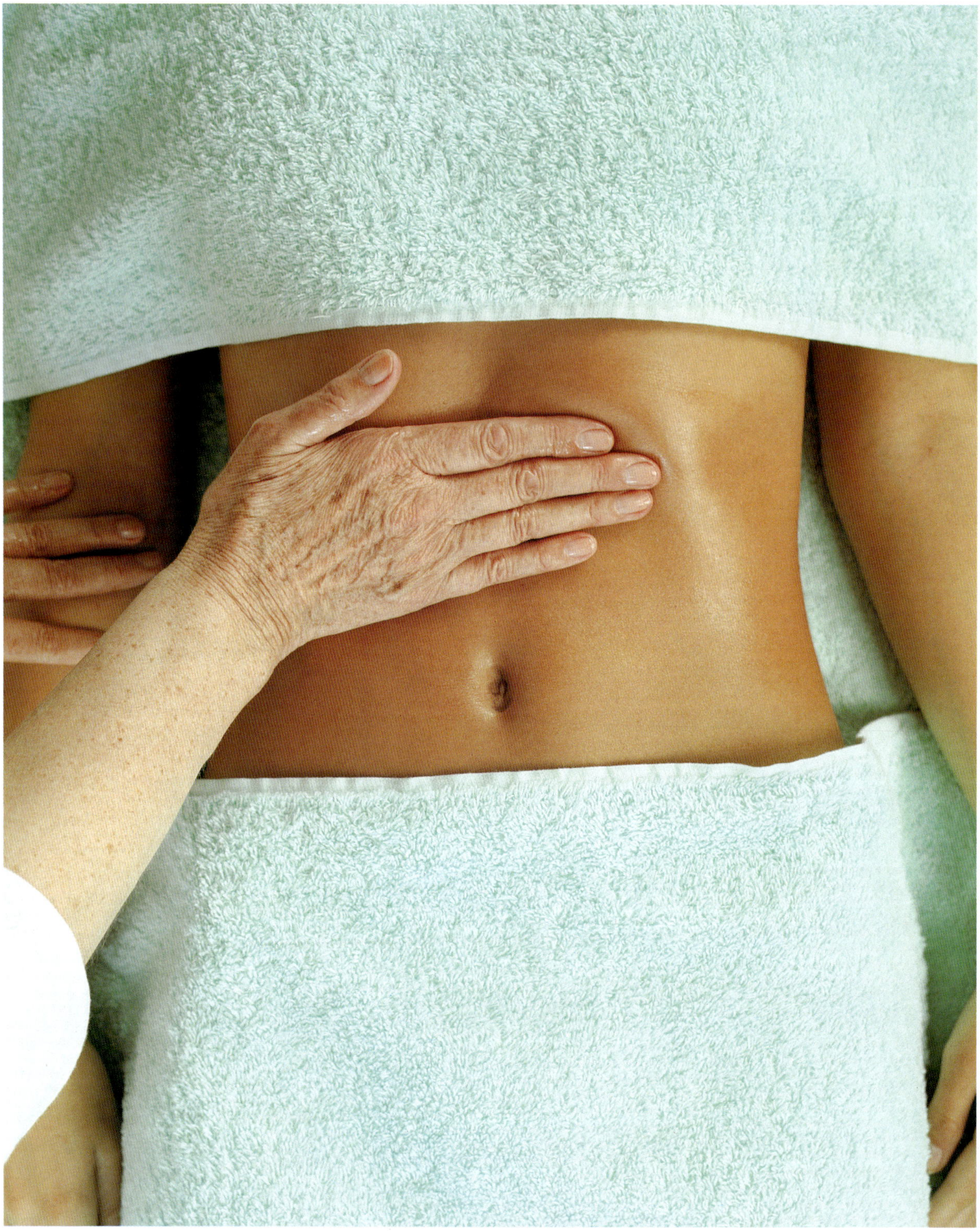

47 △ *Allgemeine Spannungszustände lassen sich durch eine Massage mit der rechten Hand gegen den Uhrzeigersinn auf dem Sonnengeflecht lockern, während die linke auf dem Arm der Patientin ruht.*

48 ▷ *Die Hände liegen jeweils links und rechts des Zwerchfells und werden in einer behutsam gleitenden Bewegung abwärts geführt. Das baut Spannungen ab.*

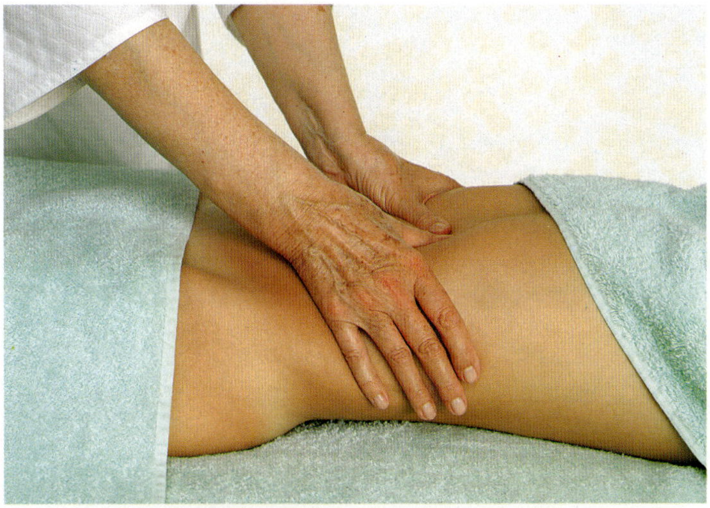

49 ▷ *Wenn die Hand am Brustkorb entlang nach unten gleitet, wird das Zwerchfell entlastet. Dadurch verbessert sich die Atmung, und die Entspannung wird gefördert.*

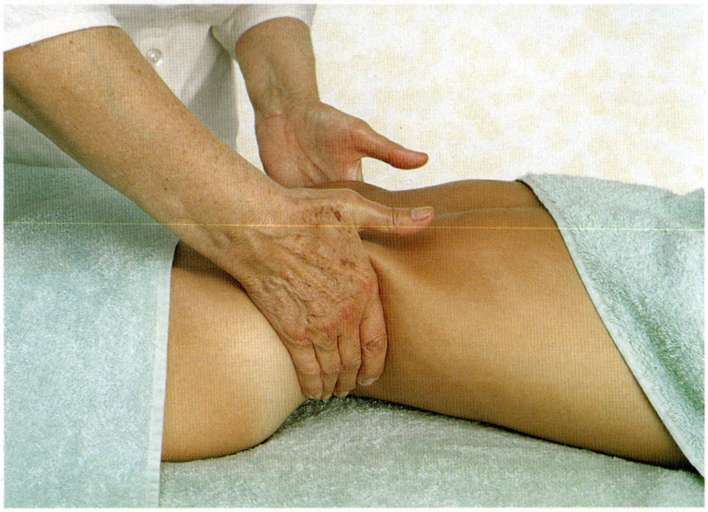

50 ▷ *Wenn die rechte Hand auf der linken liegt und beide gemeinsam das Sonnengeflecht bearbeiten, wird der Energiefluß verstärkt.*

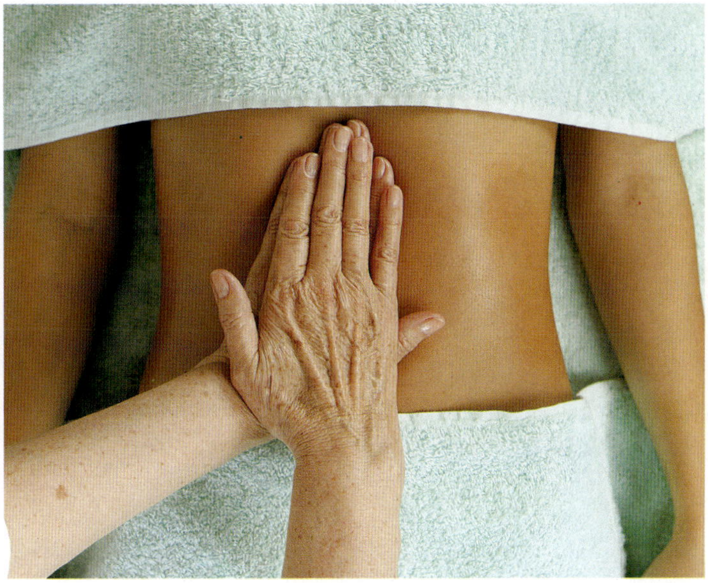

51 ▷ *Nachdem die Ölmischung auf Füßen und Beinen aufgetragen worden ist, werden die Lymphknoten unter den Zehen behandelt.*

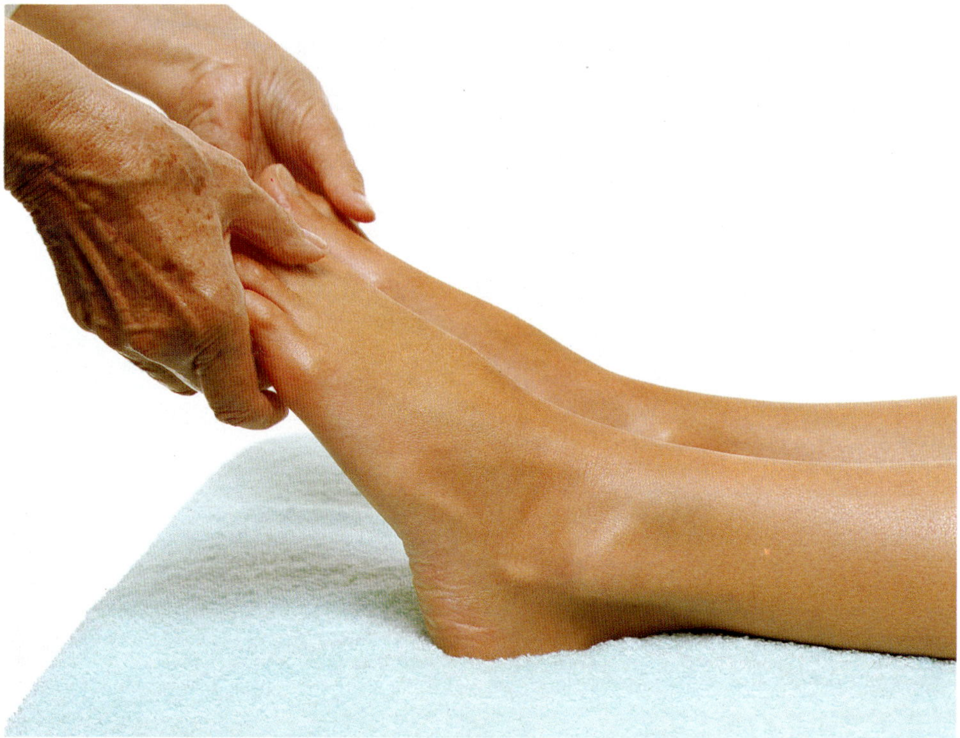

52 ▷ *Eine gleitende Bewegung von den Zehenspitzen zu den Knöcheln unterstützt die Lymphdrainage und trägt zur Auflösung von Wasseransammlungen bei.*

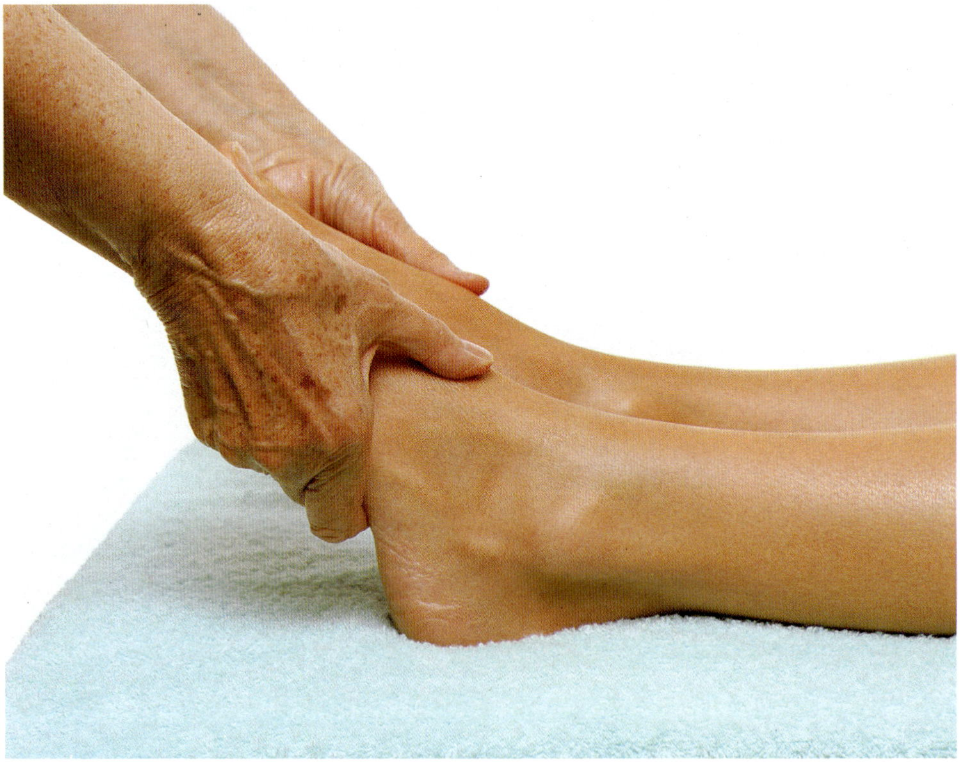

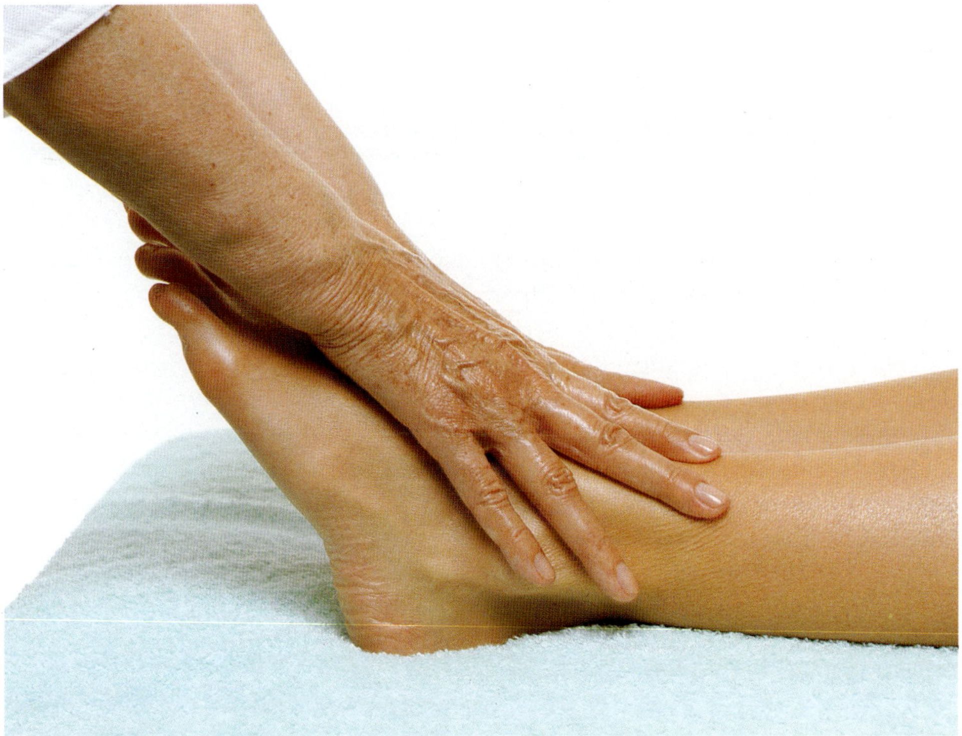

53 ◁ *Kreisende Bewegungen der Fingerkuppen um die Knöchel lösen gestautes Wasser. Von den Knöcheln aus wird die Bewegung kräftig weiter aufwärts bis in die Leistengegend fortgesetzt, um sowohl den Blutkreislauf als auch den Lymphfluß zu unterstützen.*

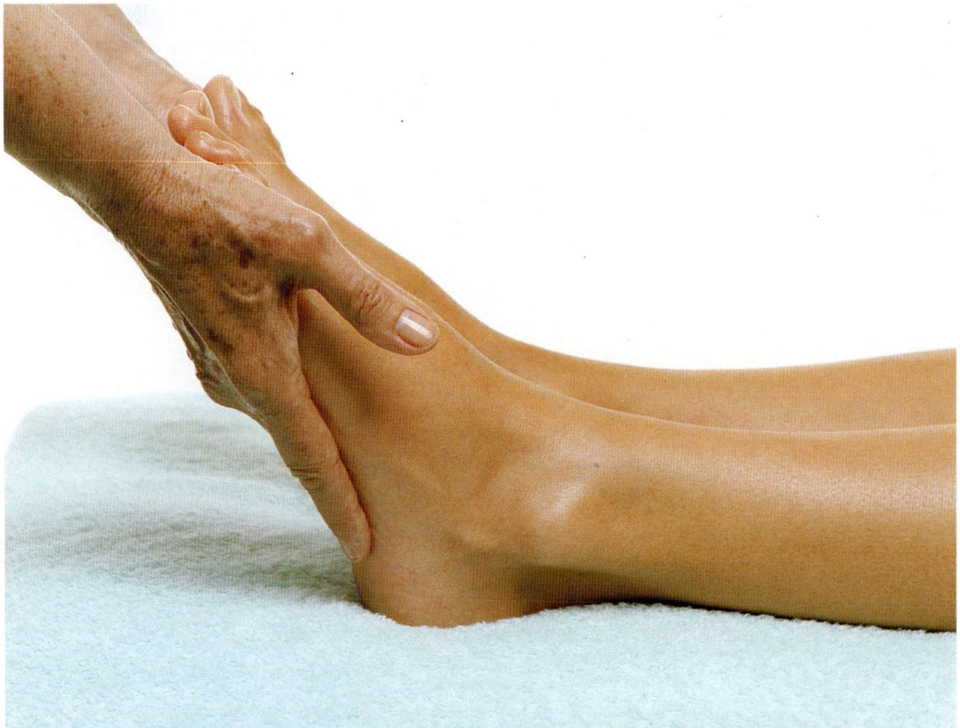

54 ◁ *Die Hände liegen flach auf den Fußsohlen. Dies ist regelmäßig der Abschluß einer Behandlung, um den Energiefluß wieder auszugleichen.*

Aromatherapeutische Behandlung in der Schwangerschaft

Die Schwangerschaft gehört mit zu den aufregendsten Zeiten im Leben einer Frau – es geht um das Geheimnis und das Wunder neuen Lebens. Sie ist auch eine Zeit großer körperlicher wie emotionaler Veränderungen, und daraus ergeben sich häufig größere oder kleinere Probleme. Entscheidend ist das Bewußtsein, daß Schwangerschaft keine Krankheit ist – egal, wie viele Arztbesuche nötig sind. Als Ergänzung zur derzeitigen ausgefeilten medizinischen Versorgung kann Aromatherapie hier eine wichtige Rolle spielen. Im Lauf der Jahre habe ich eine vollständige Schwangerschaftsbehandlung entwickelt, die spezielle Massagegriffe mit ausgewählten aromatherapeutischen Produkten für die Praxis und zu Hause verbindet.

Frauen mit Kinderwunsch rate ich immer, ein besonderes Pflegeprogramm für sich selbst und den Partner zu befolgen. Nach meiner Erfahrung legt jedes Paar damit den besten Grundstein für einen glücklichen Verlauf.

Einstellung gegenüber der Schwangerschaft

Jede schwangere Frau kann eine Menge für sich selbst und das ungeborene Kind tun – etwa vernünftig essen und jede Art von Alkohol, Nikotin oder sonstigen Drogen meiden. Wichtig ist die geistige Einstellung der werdenden Mutter ihrem Zustand gegenüber. Schon in den ersten Monaten entwickeln sich sämtliche Organe des Kindes – nicht zuletzt davon beeinflußt, was seine Mutter fühlt, denkt und tut.

Die Behandlung

Die aromatherapeutische Behandlung für Schwangere findet in zwei Etappen statt. Die erste gilt für Frauen, die noch auf dem Bauch liegen können. Die Massagegriffe sind die üblichen, allerdings werden alle Druckpunkte ausgelassen, und es kommt nur Tangerinenöl zur Anwendung.

Etappe zwei ist gedacht für Schwangere im fortgeschritteneren Stadium. Die Frau sitzt dann seitlich auf der Massagebank, die Füße auf einen Stuhl gestellt, mit einem Kissen auf dem Schoß, auf das sie die Arme stützen kann, und mit einem Handtuch um Oberkörper und Beine zum Warmhalten.

Zunächst massieren wir Nacken und Rücken mit Tangerinen-Körperöl, weil hier viele Verspannungen sitzen. Dann legt sich die Frau auf den Rücken, mit einem Kissen unter Kopf und Beinen oder wie es am bequemsten ist, und erhält eine Gesichtsbehandlung mit dem ihrer Haut entsprechenden ätherischen Öl.

Anschließend bearbeiten wir Brust (Brustwarzen ausgenommen), Sonnengeflecht, Bauch und Beine, wiederum mit Tangerinen-Körperöl.

Möglicherweise kommt die werdende Mutter leicht nervös und müde an; oft ist der Bauch sehr gespannt, und das Kind bewegt sich heftig. Es ist erstaunlich, wie oft Frauen nach der Behandlung davon sprechen, daß ihr Kind sich beruhigt hat und der Bauch wunderbar entspannt ist.

Unsere Klientinnen ruhen nach der Massage noch zehn Minuten mit einer erfrischenden Gesichtsmaske; danach fühlen sie sich vital und unverkrampft.

Am besten ist eine wöchentliche Behandlung, das hängt jedoch vom jeweiligen individuellen Zeitplan ab. Aber auch Behandlungen alle zwei Wochen oder nur einmal monatlich tragen ausgezeichnet zur Pflege bei.

Was bewirkt die Behandlung?

- Sie entspannt und verhindert den Aufbau neuer Spannungen – ganz besonders im Schulter-/Nackenbereich sowie in der Lendengegend, die durch das wachsende Gewicht des Kindes zunehmend belastet wird.
- Sie muntert auf, verbessert den Energiefluß und verringert Ermüdungserscheinungen, die besonders im ersten Schwangerschaftsdrittel und gegen Ende normal sind. Der Tangerinenduft ist außerdem sehr erfrischend.
- Sie wirkt belebend, verbessert die Spannkraft der Haut und vermindert kleinere Flecken und Unregelmäßigkeiten.
- Sie verbessert den Kreislauf, und das ist wichtig, denn Adern treten in der Schwangerschaft stärker hervor, die Gefahr von Krampfadern und Hämorrhoiden nimmt zu.
- Sie regt den Lymphfluß und damit die Ausscheidung von Stoffwechselschlacken aus dem Körper an, was ganz entscheidend ist, weil in dieser Zeit Stauungen der Gewebsflüssigkeit (sichtbar als geschwollene Knöchel, Hände und Beine) tendenziell zunehmen.
- Sie erhöht die Muskelspannkraft und bekämpft damit Schmerzen, die durch überdehnte Bänder und Sehnen entstehen können, aber auch die Neigung zu Krämpfen etwa ab dem fünften Monat.
- Sie erhält die Geschmeidigkeit der Haut und beugt damit Schwangerschaftsstreifen vor, die leicht ab dem fünften Monat entstehen.
- Sie fördert das allgemeine Wohlbefinden. Der therapeutische Effekt ätherischer Öle in Verbindung mit Massage führt zu körperlicher und geistiger Entspannung.
- Sie bereitet ideal auf die Geburt vor, weil sie den gesamten Körper entkrampft und harmonisiert.

Ätherische Öle für die Schwangerschaft

Schwangere müssen in der Anwendung ätherischer Öle besonders vorsichtig sein. Nur weil ein Produkt natürlich ist, ist es nicht automatisch unschädlich. Viele ätherische Öle sind für Schwangere ungeeignet, weil das ungeborene Kind zuviel davon aufnehmen könnte. Alle menstruationsfördernden Öle sind ungeeignet, insbesondere im ersten Schwangerschaftsdrittel.

Im wesentlichen verwende ich ätherisches Tangerinenöl, wegen seines angenehmen Duftes, seiner ausgleichenden Wirkung auf Leib und Seele und weil es ausgezeichnet gegen Schwangerschaftsstreifen hilft.

Passende Essenzen

Als allgemeine Richtlinie können die folgenden ätherischen Öle in der Schwangerschaft benutzt werden; verwenden Sie immer halb- bis einprozentige Verdünnungen der Essenzen in reinen Pflanzenölen, etwa Jojoba-, Sesam- oder Mandelöl:

Cajeput, Eukalyptus, Niauli, Kiefernadel: gut gegen Erkältung, Bronchitis, Grippe und Nebenhöhlenentzündung

Kamille: gut für das Verdauungssystem, beruhigt die Haut

Geranie: in geringer, halbprozentiger Dosierung zu verwenden als Anregung für den Kreislauf

Weihrauch: allgemein stimmungshebend

Lavendel: gut gegen allgemeine Ermüdungserscheinungen, Verspannungen, Schmerzen und Hautprobleme

Zitrone: gut bei zu hohem Blutdruck und Krampfadern

Neroli: nervenberuhigend, lindernd bei strapazierter Haut

Orange: allgemein und speziell die Nerven stärkend

Sandelholz: gut für den gesamten Ausscheidungsbereich, insbesondere gegen Ansammlungen von Flüssigkeit im Gewebe, wie etwa bei geschwollenen Knöcheln und Beinen

Tangerine: die allerbeste Essenz während einer Schwangerschaft, mit allgemein harmonisierender Wirkung auf Leib und Seele, gut zur Verhütung von Schwangerschaftsstreifen

Allgemeine Ratschläge

Ich habe einige gute Tips für werdende Mütter, die ihnen die Schwangerschaft erleichtern und zur Gesundheit des Kindes beitragen können.

Ernährung

Die Ernährung ist von großer Bedeutung. Die werdende Mutter soll nicht zuletzt aus Verantwortung ihrem Kind gegenüber vernünftig essen, das heißt beispielsweise reichlich Gemüse, roh oder gekocht, und eiweißreiche Nahrung zu sich nehmen. Frischen Nahrungsmitteln ist gegenüber Konserven der Vorzug zu geben, nicht nur, weil beim Konservieren Nährstoffe verlorengehen, sondern auch, weil dabei allerlei Zusätze beigemischt werden.

Morgendliche Übelkeit kann sehr lästig sein, auch wenn sie nur während einer sehr begrenzten Zeit auftritt. Es gibt verschiedene hilfreiche Vermeidungsstrategien, etwa lieber öfter weniger essen, mehr feste als flüssige Nahrungsmittel und keine schweren, fetten Speisen zu sich nehmen, langsam essen und gründlich kauen. Oft hilft es auch, im Bett zu frühstücken. Kamillentee beruhigt und wirkt lindernd auf den Magen.

Ruhe

Schwangere sind sehr ruhebedürftig. Ich empfehle mindestens eine Stunde völlige Ruhe täglich mit hochgelegten Beinen (als Beschäftigung kommt allenfalls Lesen oder Musikhören in Betracht).

Bewegung

Maßvolle Gymnastik ist gut, insbesondere, wenn Sie die Übungen auch früher schon gemacht haben. Schwimmen und Yoga sind ausgezeichnet. Ein regelmäßiger Abendspaziergang regt den Kreislauf an und fördert den Schlaf. Anstrengende Sportarten sind nicht zu empfehlen; insbesondere auf Skifahren oder Reiten sollte verzichtet werden, weil unter anderem die Gefahr eines schweren Sturzes besteht.

Schwangerschaftsprobleme

Im Verlauf einer Schwangerschaft gibt es eine Reihe von besonderen Problemen; auch die kleineren können zeitweise sehr beunruhigend sein. Dagegen helfen Aromatherapie-Massage, ätherisches Tangerinen-Körperöl und Lavendel-Badeöl.

- Es können Krampfadern auftreten, weil durch die hormonelle Umstellung die Venen übermäßig geweitet werden. Füße möglichst oft hochlegen, weder enge Stiefel noch einschneidende Kleidung tragen und übermäßige Hitze, etwa durch heißes Baden oder Sonnenbäder, vermeiden. Stützstrümpfe und regelmäßiges Laufen fördern den Kreislauf. Als Behandlung kommen kalte Kompressen mit Dermarome auf Füße und Beine in Frage. Dermarome kommt aus der Schweiz und ist eine Mischung ätherischer Öle auf spezieller Basis, die in Wasser löslich ist. Eine tägliche Massage der Beine in Richtung Herz empfiehlt sich mit gering dosierter Geranienessenz in Sojaöl.

- Schwangerschaftsstreifen entstehen durch die Zerstörung des elastischen Bindegewebes, meist ab dem fünften Schwangerschaftsmonat, wenn der wachsende Bauch die Haut zunehmend dehnt. Ausgezeichnet ist da die ein- bis zweimal täglich ausgeführte Massage von Brust, Bauch, Po und Hüften mit Tangerinenessenz in Jojobaöl während der gesamten Schwangerschaft und noch einige Wochen über die Entbindung hinaus, damit das Muskelgewebe sich wieder normalisieren kann.

- Die Brüste verdienen ständige Pflege. Tragen Sie einen gut stützenden BH aus Baumwolle, und massieren Sie sie morgens und abends mit Tangerinen-Körperöl, ohne jedoch die Warzen mit einzubeziehen.

- Oft entsteht beim zu schnellen Aufstehen ein leichtes Schwindelgefühl, weil die wachsende Gebärmutter auf die untere Körpervene drückt – dieses große Blutgefäß, das das Blut zurück zum Herzen befördert. Versuchen Sie, mit zwei Kopfkissen zu schlafen, ruhen Sie nach dem Essen, trinken Sie Kamillentee, und massieren Sie das Sonnengeflecht mit Kamillen-Körperöl.

* Rückenschmerzen sind nichts Ungewöhnliches in der Schwangerschaft, weil das zusätzliche Gewicht des Kindes die Wirbelsäule belastet. Ruhe ist ein Muß. Angespannte Muskeln lockern sich durch Massage mit Lavendel- und Sandelholzessenz in Soja- oder Sesamöl. Überdehnte Muskeln entspannen sich auch in einem beruhigenden Lavendelbad. Das Wasser darf weder zu heiß noch zu kalt sein, weil das eine ermüdet und sowohl Venen wie Blutdruck beeinträchtigt, das andere zu Kontraktionen der Gebärmutter führen kann; die beste Temperatur ist 37 Grad. Drei Tropfen der reinen Essenz werden gut im Badewasser verteilt, länger als zehn Minuten Badezeit können ermüden.

* Auch Schlafstörungen können in der Schwangerschaft auftreten. Entspannende Kräutertees und Bäder mit Lavendel- oder Kamillenessenz, daran anschließend eine Massage mit Neroli-Körperöl helfen sicher.

* Flüssigkeitsstauungen verursachen geschwollene Beine und Knöchel, ganz besonders in der Hitze und wenn Sie lange stehen müssen. Wir empfehlen das Hochlegen der Beine und kalte Kompressen mit Dermarome. Auch ein Körperöl aus Lavendel- und Sandelholzessenz in Soja-, Sesam- oder Weizenkeimöl sollte helfen. Wenn die Symptome sich verschlimmern, ist ärztlicher Rat erforderlich.

* Auch Verstopfung gehört zu den irritierenden Begleiterscheinungen einer Schwangerschaft. Essen Sie daher viel rohes oder gekochtes Gemüse und Obst. Sie können auch als erstes am Morgen ein Glas heißes Wasser mit oder ohne Zitrone trinken und sich den Rücken massieren lassen.

* Juckreiz kann durch zuviel Säure im Körper verursacht sein; dagegen sollten Sie viel Mineralwasser trinken und möglichst wenig Zucker essen. Lavendelbäder sind ausgezeichnet für die Haut, desgleichen ein Körperöl aus Sandelholz- und Lavendelessenz in Jojobaöl.

* Möglicherweise werden Narben röter und sichtbarer. Dagegen empfehlen sich Massagen mit Kamillen- und Lavendelessenz in Weizenkeimöl.

* Die Gesichtshaut kann sich während einer Schwangerschaft erheblich verändern. Manche Frauen haben nie besser ausgesehen, andere klagen über zu trockene oder fettige Haut. Eine richtige Analyse und die entsprechenden Maßnahmen sind wichtig, weshalb Sie sich an eine Aromatherapeutin wenden sollten, die Ihre Haut in jedem Stadium der Schwangerschaft richtig behandelt und dabei Körper und Gesicht gleichermaßen pflegt. Oft tritt im vierten oder fünften Monat eine Pigmentstörung der Haut auf, die als Chloasma oder Schwangerschaftsmaske bezeichnet wird. Hormonelle Veränderungen führen zu einer Dunkelfärbung, die aber nach der Entbindung wieder verschwindet. Sonneneinwirkung verschlimmert die Sache, deshalb sollten Sie im Schatten bleiben oder Sonnenschutzmittel mit hohem Lichtschutzfaktor benutzen.

* Nägel können schwach und brüchig werden; dagegen hilft regelmäßige Massage morgens und abends, besonders des Nagelbetts mit Zitronenessenz in Mandelöl.

Wochenbettdepression

Die Mehrzahl aller Frauen leidet unter keinerlei negativen Reaktionen nach der Geburt des Kindes, abgesehen von der Übermüdung und einer leichten Erregbarkeit. Für wenige jedoch kann die Lage sehr schwierig werden, mit starken Stimmungsschwankungen nach dem anfänglichen Hochgefühl. Meist ist das auf die Hormonveränderung beim Einschießen der Muttermilch zurückzuführen.

Junge Mütter können sehr empfindlich reagieren, zu Tränenausbrüchen neigen, manchmal leicht irrational reagieren und niedergeschlagen sein. Schlaflosigkeit und große Müdigkeit führen zu Angstzuständen, Panikausbrüchen und übermäßigen Sorgen. Das ganze Syndrom wird als Wochenbettdepression bezeichnet, die von leichten bis zu (zum Glück seltenen) sehr schweren Fällen reicht.

Erfreulicherweise können Wochenbettdepressionen jeden Grades behandelt und geheilt werden. Anerkanntermaßen kann Aromatherapie dabei helfen, Störungen dieser Art zu vermeiden. Die Anwendung ätherischer Öle scheint das Leben insgesamt angenehmer zu machen und verhindert offenbar die Tendenz zu negativen Gefühlen.

Die Rolle der Aromatherapeutin

Die unzähligen Schwangerschaftsbehandlungen, die ich und meine Therapeutinnen in den vergangenen zwanzig Jahren durchgeführt haben, sind sehr erfolgreich gewesen. Für uns ist es aufregend und befriedigend zugleich, so vielen dankbaren Müttern zu begegnen, ganz besonders wenn sie uns ihre gesunden Babys vorstellen – wir nennen sie unsere Aromatherapie-Babys.

Die Unterstützung durch eine zuversichtliche und mitfühlende Therapeutin kann von unschätzbarem Wert für eine Schwangere sein. Die Persönlichkeit spielt eine entscheidende Rolle. Gute Zuhörerinnen machen der werdenden Mutter Mut, Fragen zu stellen und ihre möglichen Ängste auszusprechen. Humor und gesunder Menschenverstand können Wunder wirken bei begründeten wie unbegründeten Sorgen. Selbstverständlich muß die Therapeutin genau über alle Eventualitäten einer Schwangerschaft Bescheid wissen, um gegebenenfalls bei auftretenden Problemen ärztliche Hilfe heranzuziehen.

Erfahrungen einer Frau

Madeleine Bell hatte sich schon jahrelang für Aromatherapie begeistert, und es war für sie ganz selbstverständlich, diese Behandlungen fortzusetzen, als sie schwanger wurde. Sie fand, daß die Massagen ihr sogar noch besser taten als früher, und die Stunden mit der Therapeutin waren ihr eine besondere Stütze in der Zeit, als sie sich verletzbarer fühlte und mehr Bestätigung brauchte als sonst.

Offenbar fand sie die Tatsache, mit neunundreißig ihr erstes Kind zu bekommen, doch etwas bedenklich, aber die regelmäßigen Behandlungen beruhigten sie und förderten Vorfreude und Zuversicht. Sie fühlte sich während der ganzen Schwangerschaft körperlich und emotional stark, litt weder unter Übelkeit noch Rückenschmerzen, noch unter anderen Unpäßlichkeiten. Natürlich konnte sie nicht genau sagen, wieviel dieses Wohlbefindens auf Aromatherapie zurückzuführen war, aber gefühlsmäßig war es eine ganze Menge.

Nach der Geburt ihres Kindes erholte Madeleine sich rasch – zweifellos auch wieder dank der fortgesetzten aromatherapeutischen Behandlung. Ihre niedliche kleine Tochter Sabrina war gesund und munter. Madeleine hatte bald begonnen, auch sie in die tägliche Pflege mit ätherischen Ölen einzubeziehen. Und die Kleine genießt es!

Massage in der Schwangerschaft

Wir zeigen Ihnen nun die wesentlichen Massagegriffe für das fortgeschrittenere Stadium einer Schwangerschaft, wenn die Frau nicht mehr auf dem Bauch liegen kann.

1 *△ Druck gegen den Schädelknochen lockert Verspannungen. Die gleitende Bewegung löst den Magnetstrom.*

2 *△ Zum Spannungsabbau wird der Nacken behutsam massiert.*

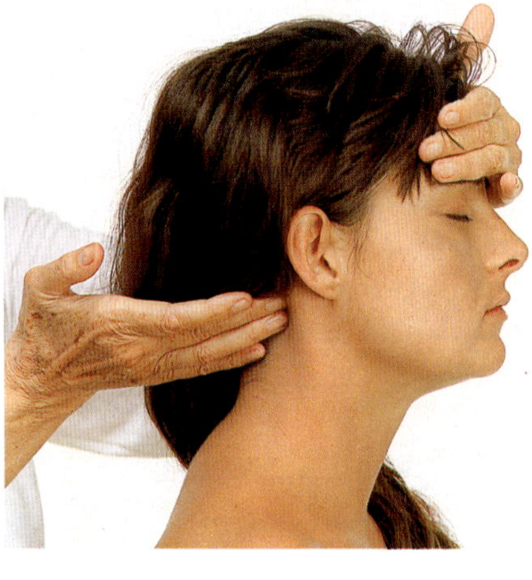

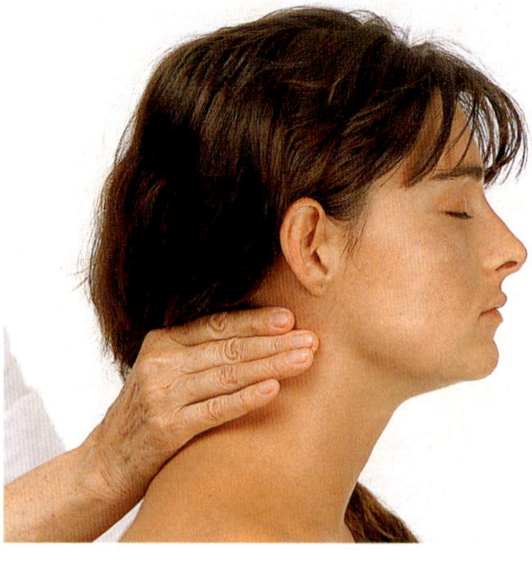

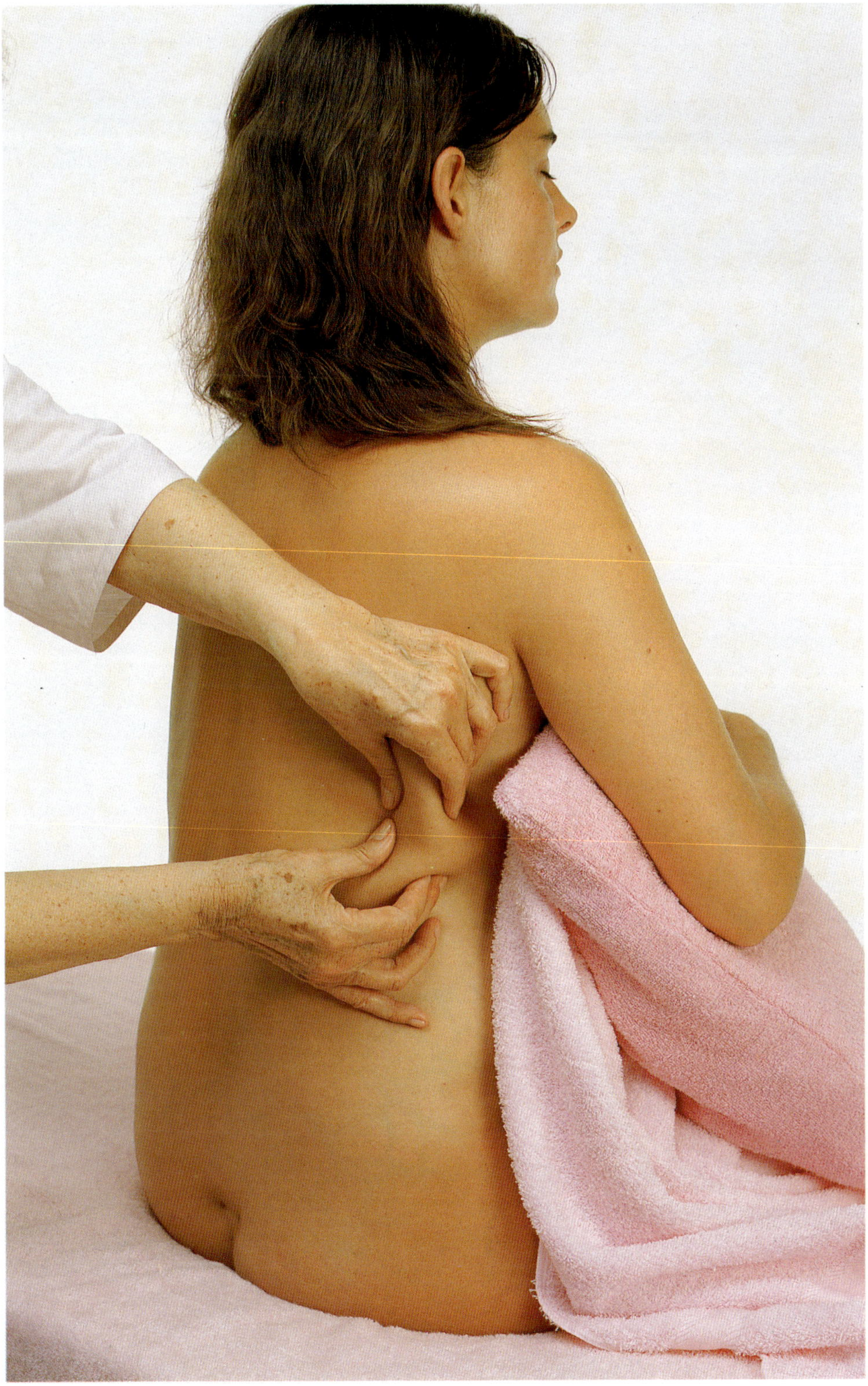

3 ◁ Wenn mit Effleurage-Griff das Körperöl aufgetragen worden ist, wird eine knetende Petrissage von den Gesäßmuskeln bis hinauf zu den Schultern durchgeführt, die die Stoffwechselablagerungen lockert und die Spannkraft der Muskeln verbessert.

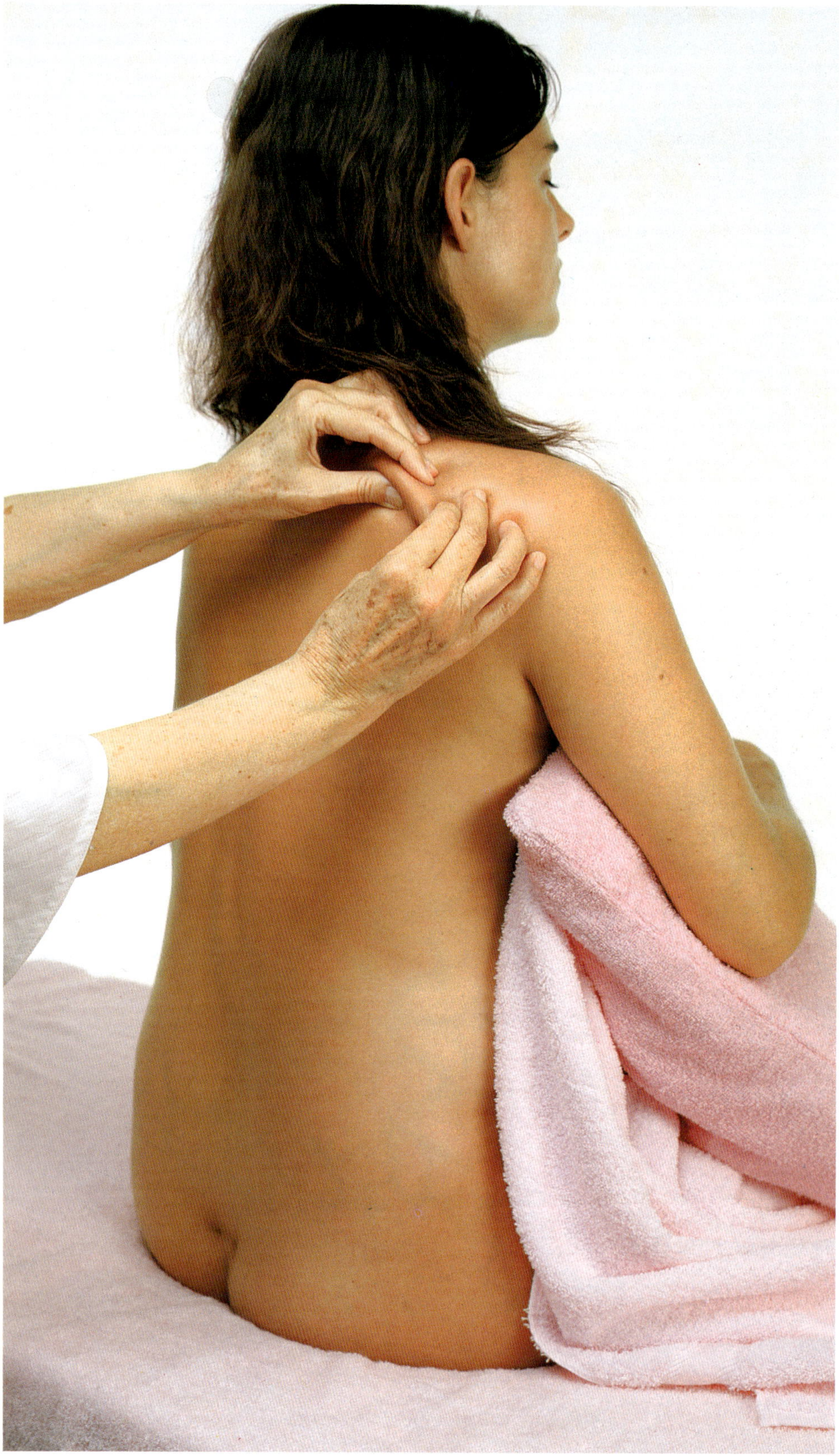

4 ◁ Das Muskelgewebe wird zwischen Daumen und Zeigefingern vom Gesäß bis zu den Schultern durchgearbeitet, damit die Schlackenstoffe ausgeschieden werden können und die Lymphzirkulation unterstützt wird.

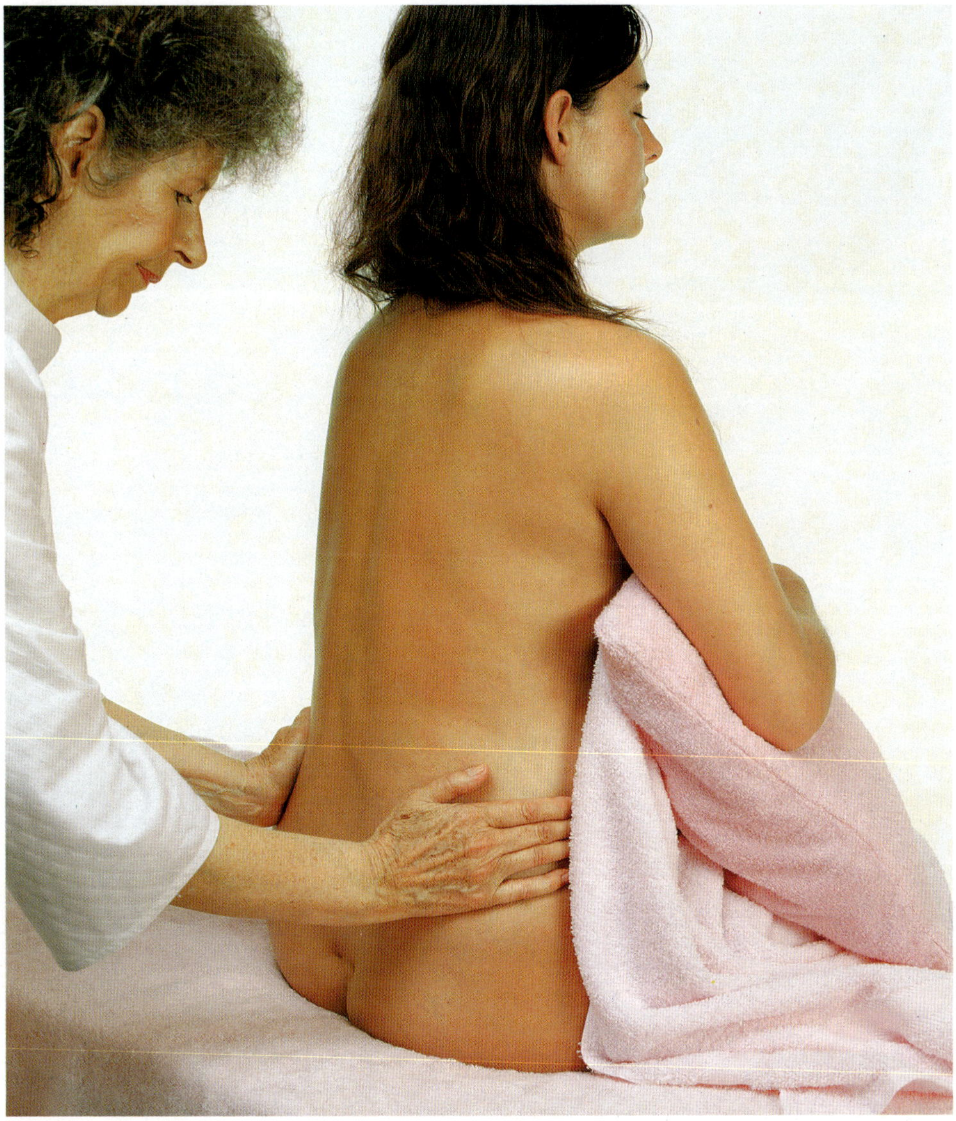

5 ◁ Ein fächerartiger Griff über die Lendengegend löst Verstopfungen und Stauungen und stärkt zugleich die Rückenmuskulatur.

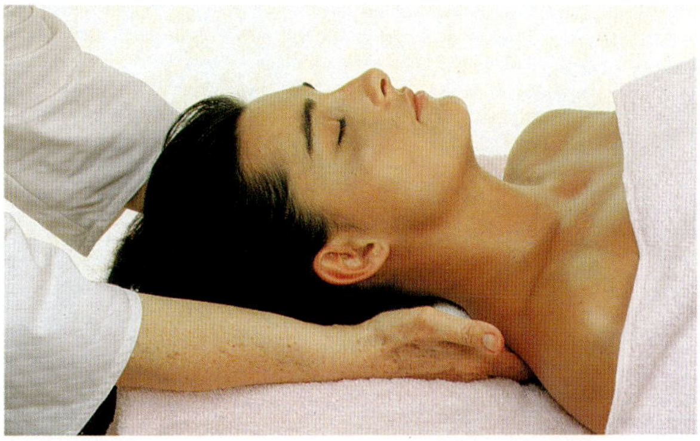

6 △ Eine tiefergehende Kreisbewegung der Finger im Nacken trägt zum Spannungsabbau bei.

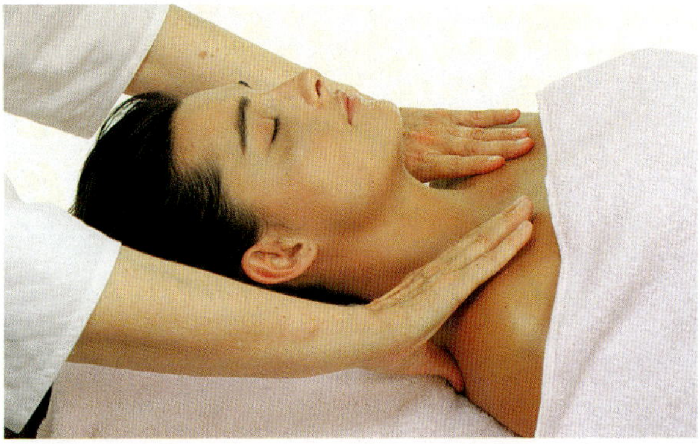

7 △ Gleitende Bewegungen über die Lymphknoten fördern die Lymphdrainage.

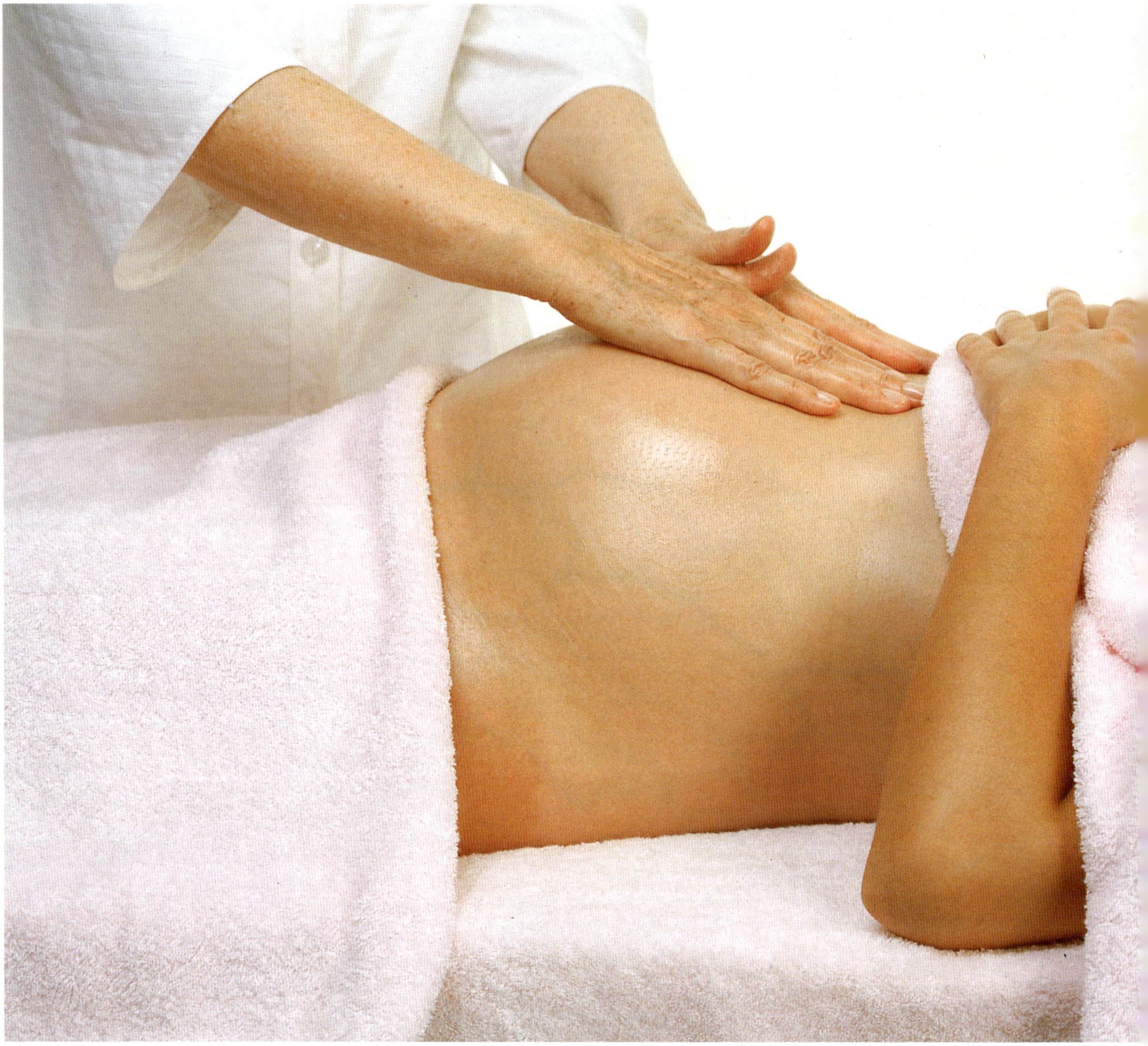

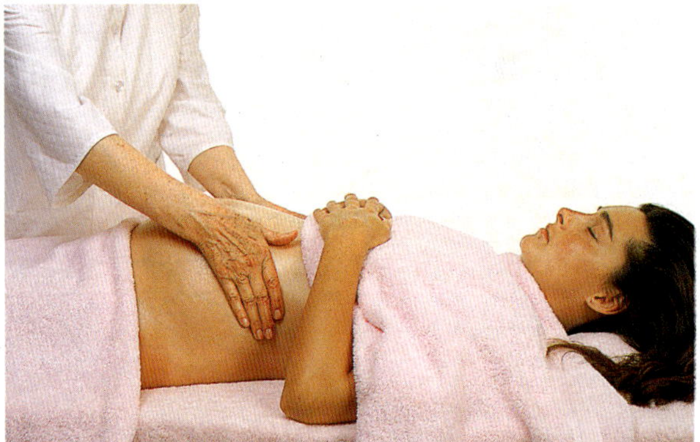

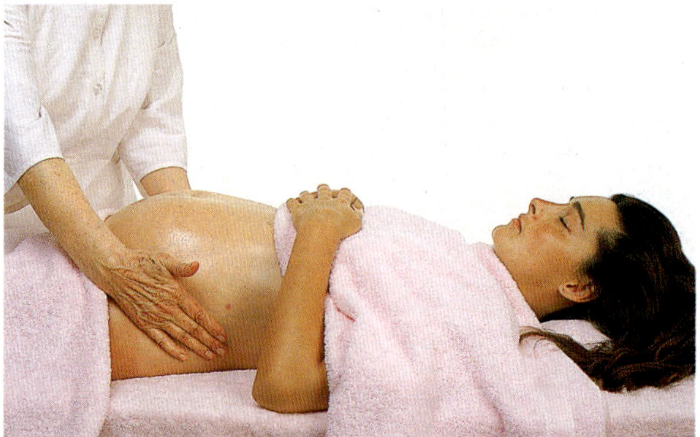

8 ◁ *Zur Ernährung des Zellgewebes und zur Vorbeugung gegen Schwangerschaftsstreifen wird Öl im gesamten Bauchbereich aufgetragen.*

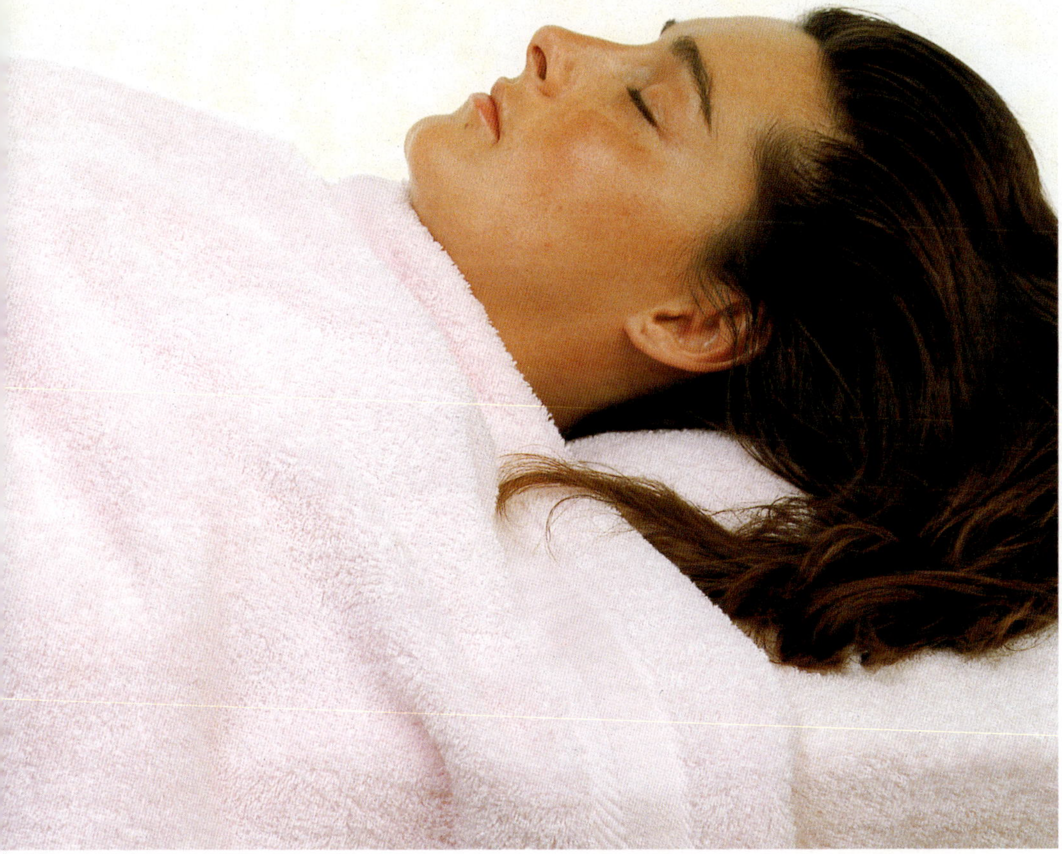

11 ▽ *Massage des Sonnengeflechts gegen den Uhrzeigersinn hilft beim Streßabbau.*

9 ◁◁ *Zarte Massage über und rund um den Bauch trägt zu seiner Entspannung bei.*

10 ◁ *Vielfache Wiederholung dieses Griffs wirkt beruhigend auf das ungeborene Kind.*

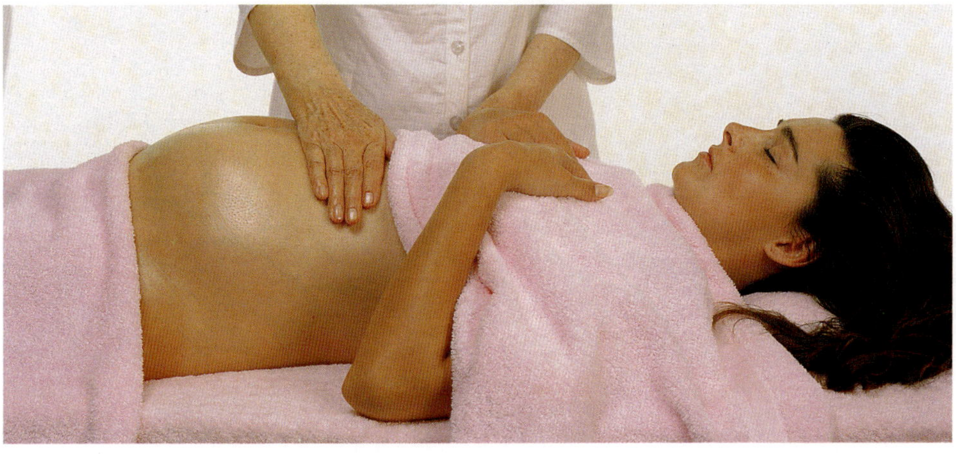

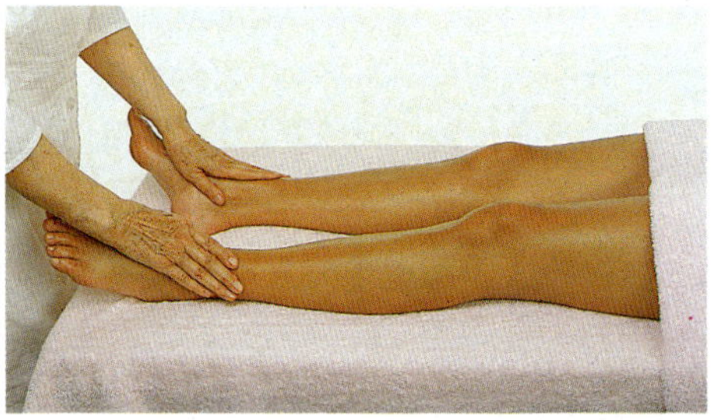

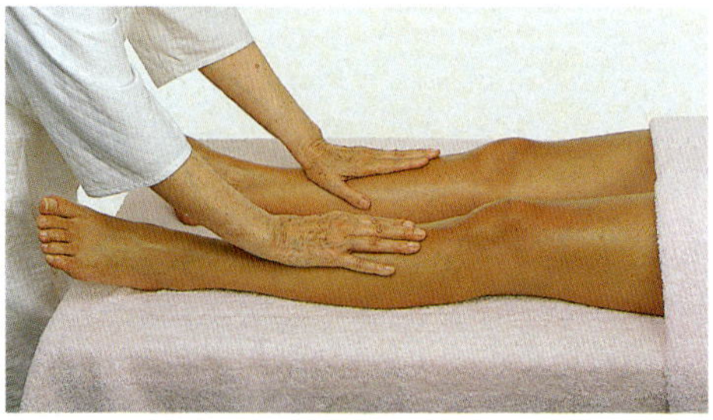

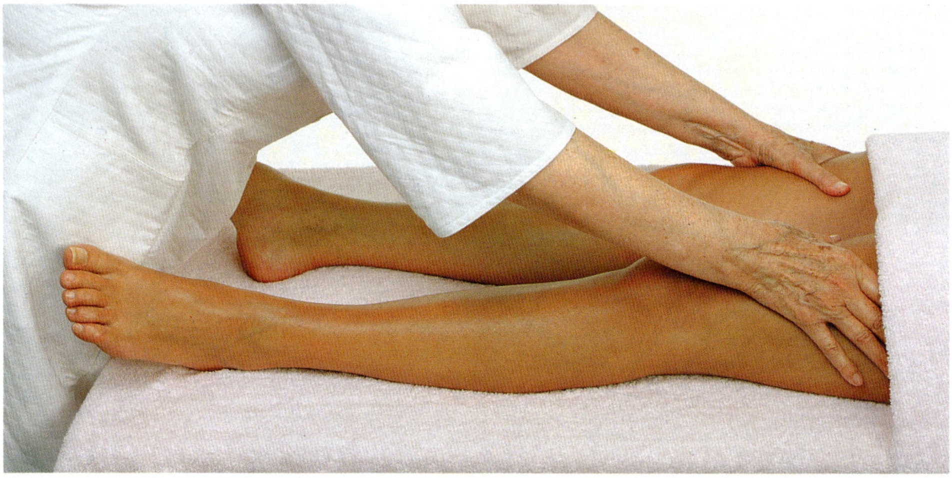

12 ◁ ◁ *Mit einem Effleurage-Griff wird Öl auf beide Beine aufgetragen.*

13 ◁ *Dann arbeiten sich die Hände mit Effleurage-Bewegungen bis zu den Knien hinauf.*

14 ◁ *Weiter wandern die Hände mit Effleurage das Bein aufwärts bis in die Leistengegend. Mit diesem beruhigenden Griff wird zugleich das Körperöl verteilt.*

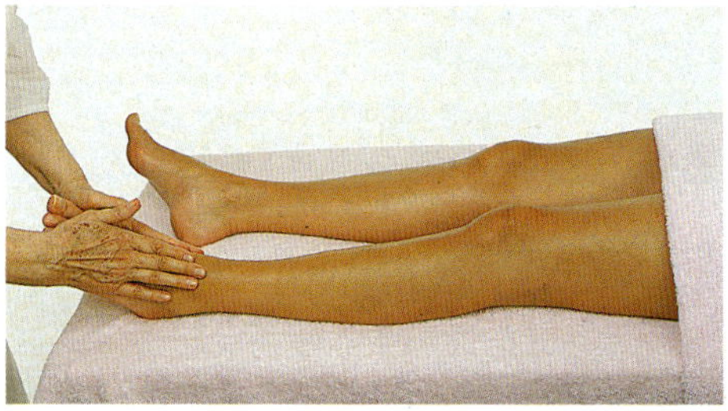

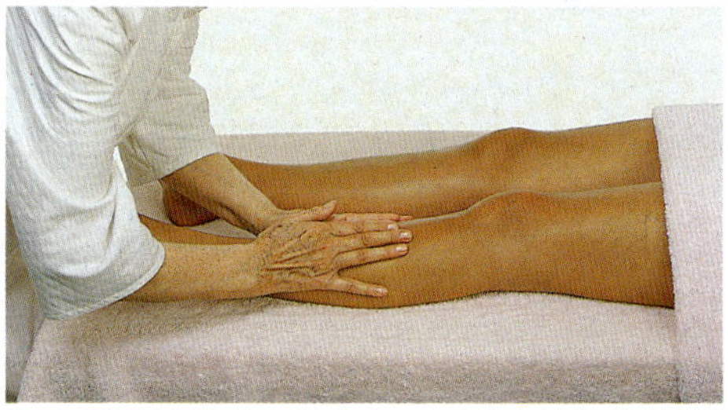

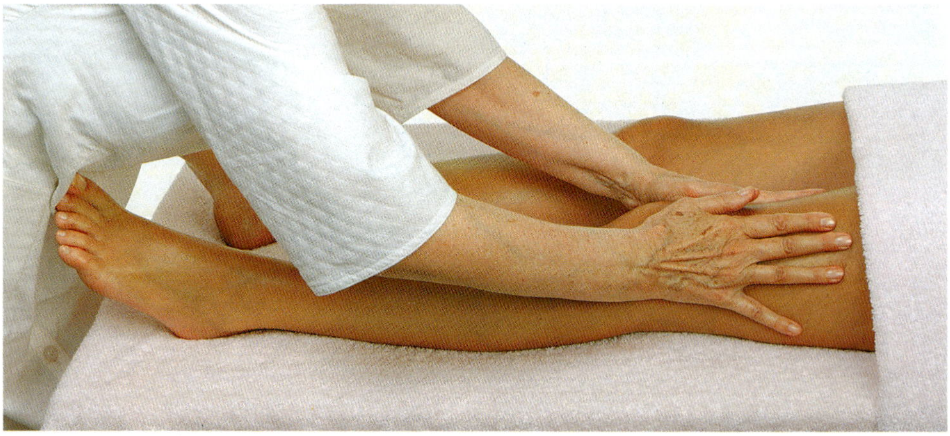

15 ◁ ◁ *Bei der Einzelarbeit am Bein bauen kreisende Bewegungen die Flüssigkeitsstauungen ab.*

16 ◁ *Kreisbewegungen rund um die Kniescheibe unterstützen den Lymphfluß und die Ausscheidung von Stoffwechselschlacken.*

17 ◁ *Die Hände bearbeiten die Oberschenkel, um Blut- und Lymphfluß zu verbessern.*

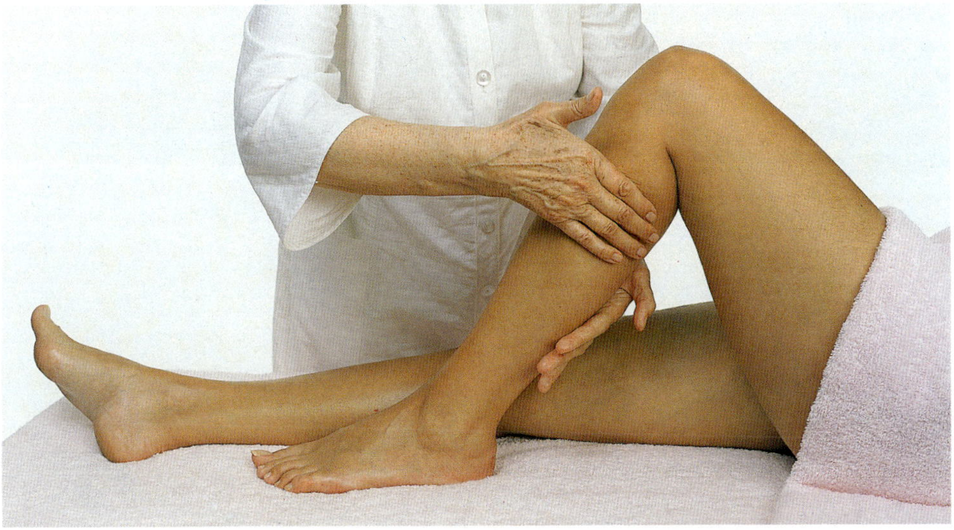

18 ◁ *Der Wadenmuskel wird mit einer Hand angehoben und gestützt, während die andere Hand massiert.*

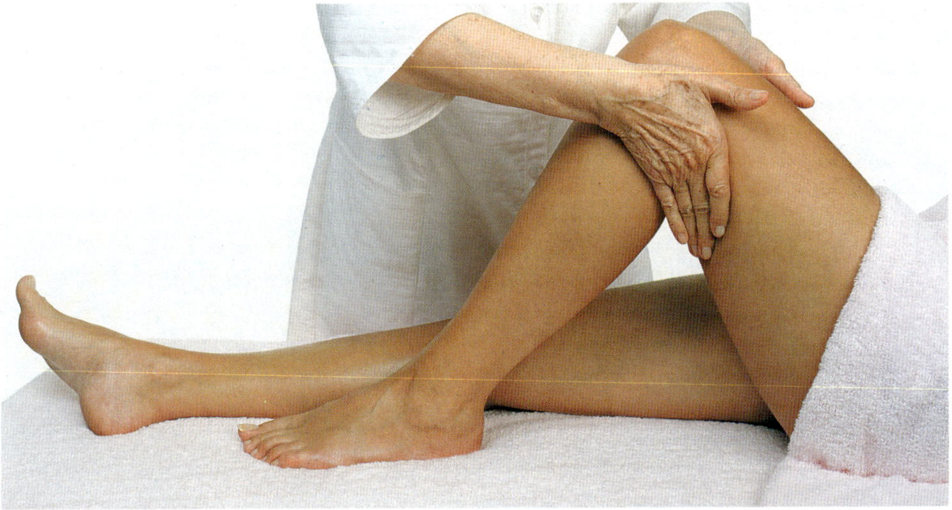

19 ◁ *Bei der Bearbeitung der Oberschenkelrückseite bis ganz hinauf zum Beinansatz wird der Lymphfluß gefördert.*

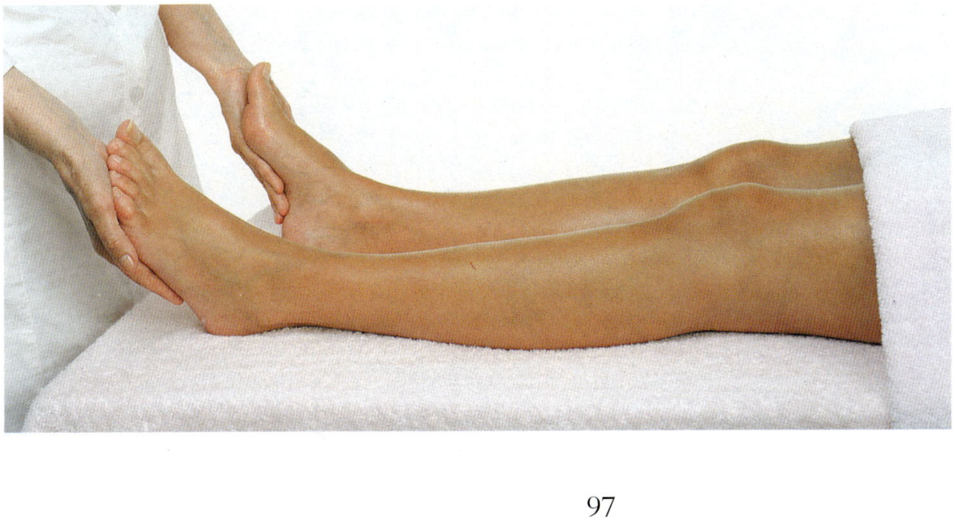

20 ◁ *Zum Abschluß werden die Handflächen auf die Fußsohlen gelegt, um das Energiefeld wieder ins Gleichgewicht zu bringen.*

Behandlung verschiedener Beschwerden

Aromatherapie läßt sich zur Behandlung einer Reihe von unterschiedlichen Leiden und Gesundheitsstörungen anwenden, die sowohl physischen wie psychischen Ursprungs sein können. Hier wollen wir ihre Vielseitigkeit und umfassende Reichweite aufzeigen.

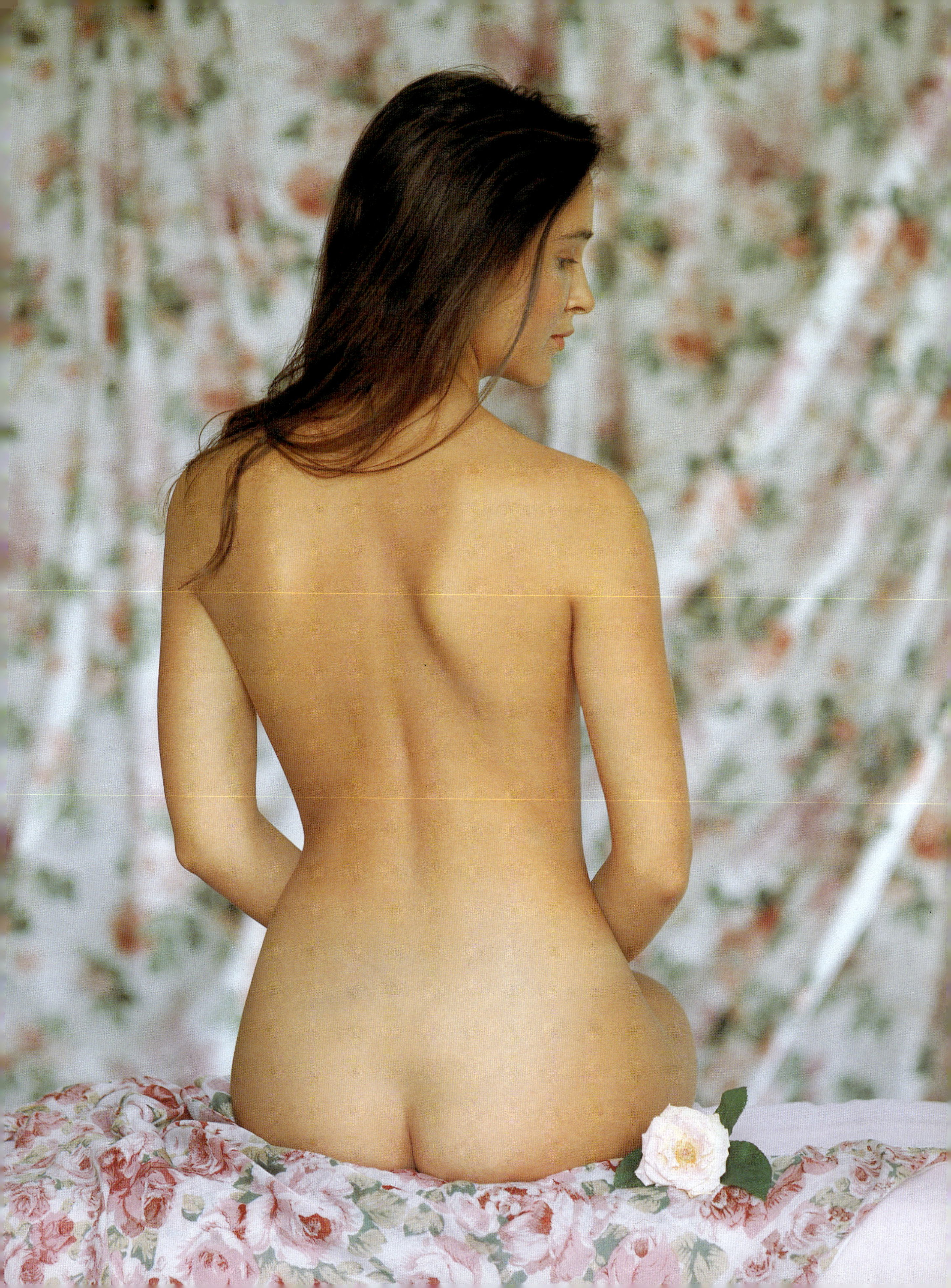

Streß

Der Begriff Streß ist in aller Munde. Er ist Teil unserer Alltagssprache geworden. Aber was steckt dahinter?

Wer unter Streß leidet, lebt in einem Zustand starker Spannung, der, wenn er nicht beherrscht wird, letztlich zum Vorläufer schwerer körperlicher oder geistiger Krankheit werden kann.

Streß ist auch als nervliche Anspannung bekannt. Was gemeint ist mit dem Wort Streßsituation ist ein derartiger Druck auf die jeweilige Person, daß sie damit nicht mehr fertig wird. Dieser Streßzustand ist mittlerweile so verbreitet, daß die Ärzteschaft seiner Bedrohlichkeit dadurch Rechnung trägt, daß eine Vielzahl von Symposien und Konferenzen zu diesem Thema abgehalten wird. Streß gilt inzwischen als ernsthafte Gefährdung unserer Gesundheit. Er ist ein potentieller Killer, und es muß uns gelingen, ihn zu beherrschen, ehe er uns beherrscht.

Wie der Körper reagiert

Streß führt zu chronischer Müdigkeit, Depressionen und Abhängigkeit von Aufputschmitteln, Alkohol und anderen Drogen. Unsere lärmende, gewalttätige und hektische Welt verursacht viel Streß, der gerade empfindsame Menschen sehr belastet.

Insgesamt betrachtet werden Frauen mit Streß leichter fertig. Sie sind flexibler und besser an Konfliktsituationen gewöhnt, so daß sie sich geschickt und schnell den wechselnden Anforderungen des Alltaglebens anpassen können.

Je nach Temperament unterscheiden sich die Reaktionen auf Streß erheblich. Angesichts schlechter Nachrichten reagiert der eine Mensch beispielsweise mit Schreien, Weinen oder Wut. Durch solch einen Gefühlsausbruch riskiert er Anfälligkeit für Bluthochdruck und Gefäßerkrankungen.

Andere Menschen bleiben ruhig und beherrscht, beißen die Zähne zusammen und zeigen äußerlich weder Ärger noch Kummer. Weil sie alles in sich hineinfressen, sind sie mehr von Infektionskrankheiten, Rheuma, ja sogar Krebs bedroht; ihre Widerstandskräfte werden durch die ständige Nervenbelastung geschwächt und verzehrt.

Menschen zwischen diesen beiden Extremen werden mit schlechten Nachrichten spielend fertig. Sie geraten nicht in Panik, sie nehmen sich zusammen und lassen den Dingen eine Weile ihren Lauf. Sie gehören zu den Glücklichen, die das Geheimnis kennen, wie man Streß widersteht.

Einschätzung des Problems

Streß ist unser täglicher Begleiter. Wenn wir nicht damit fertig werden, entstehen kumulative und krankmachende Wirkungen.

Wie also ist Streß zu bewerten? Wenn wir ihm nur gelegentlich ausgesetzt sind, läßt sich das seelische Gleichgewicht relativ leicht durch geeignete Maßnahmen wieder herstellen. Stehen wir hingegen wiederholt oder ständig unter Streß, dann zeigen sich wahrscheinlich bald verschiedene Symptome, etwa Schlaflosigkeit, unruhiger Schlaf oder Erschöpfung, Herzklopfen oder Herzrhythmusstörungen, Schmerzen, Desinteresse, Motivationslosigkeit bis hin zu persönlicher Vernachlässigung, Weinkrämpfe, Gereiztheit und unterdrückte Wut, Übelkeit oder Freßlust, Zukunftsangst, Gedächtnis- und Konzentrationsschwäche. Auch andere Schwierigkeiten werden mittlerweile auf Streß zurückgeführt, etwa Hautleiden wie Ekzeme, Herpes oder Schuppenflechte, Krebs und andere degenerative Erkrankungen.

Wie Aromatherapie helfen kann

Aromatherapie wirkt auf das Nervensystem, unser empfindsamstes und heutzutage störungsanfälligstes System.

Für streßgeplagte Patientinnen erarbeiten wir ein Programm zur Entspannung und Harmonisierung der Lebensweise. Wir hoffen, daß sie so lernen, mit den jeweiligen Streßfaktoren fertig zu werden. Wöchentliche Behandlungen sind sehr wohltuend und tragen dazu bei, den Aufbau neuer Spannungen einzuschränken.

Die Beratung

Zu allererst nehmen wir gemeinsam mit der Patientin eine Einschätzung ihrer Belastungen vor. Bei der Beratung ist uns der gesunde Menschenverstand ein guter Verbündeter. Nur selten sagen wir einer Klientin etwas, das sie nicht schon wüßte; die gemeinsame Analyse der Situation aber klärt die Lage und hilft beim Finden einer Lösung.

Die Tatsache, daß Probleme gemeinsam erörtert werden können, trägt schon erheblich zum Streßabbau bei. Oft entdecken unsere Patientinnen auch die witzigen Seiten einer Situation. Wichtig ist, daß die Menschen sich selbst nicht zu ernst nehmen – und Lachen ist eine ausgezeichnete Medizin!

Massage

Aromatherapeutische Massage wirkt in erster Linie auf das vegetative Nervensystem, das jenseits unserer willentlichen Einflußnahme liegt, wie etwa der Herzschlag. Das bedeutet, daß die Patientin auch automatisch entspannt.

Wir bearbeiten Druckpunkte beiderseits der Wirbelsäule, die wie kleine Kraftwerke funktionieren. So lösen wir einen Spannungsabbau aus und stimulieren den gesamten Organismus.

Es ist erstaunlich, wie unter den massierenden Fingern harte Muskeln und verstopftes Zellgewebe nachgeben. Oft scheint es uns, als hätte eine Gesichtsmassage die Kundin um Jahre verjüngt. Unsere zart beruhigenden Bewegungen auf Gesicht und Kopf wirken leicht hypnotisierend; Massage des Sonnengeflechts gegen den Uhrzeigersinn hingegen entspannt die Nervenzentren und baut Verspannungen ab.

Die Körpermassage insgesamt vermittelt ein Gefühl der Ganzheit und des Wohlbefindens, das oft in tiefen, erholsamen Schlaf mündet. Die Wirkung auf das elektromagnetische Feld verursacht einen harmonisierenden Ausgleich des Energieniveaus. Viele schmerzende Bereiche, die das Ergebnis von Energieblockaden und der Ansammlung von Stoffwechselgiften sind, werden durch geschickte Massagegriffe gelindert.

Ätherische Öle

Unsere ätherischen Öle zur Gesichts- und Körpermassage haben doppelte Wirkung: einmal durch ihren Duft, zum anderen dadurch, daß sie durch die Haut direkt in den Blutkreislauf gelangen. Sie sind starke Verbündete im Kampf gegen den Streß.

Ätherische Öle werden wegen ihrer beruhigenden und ausgleichenden Eigenschaften ausgewählt. Es steht uns eine große Auswahl zur Verfügung, etwa Bergamotte, Kamille, Lavendel, Majoran, Neroli, Orange, Petitgrain und Vetiver.

Wir verwenden sie entweder einzeln oder als Zweier-/Dreierkombination in einem reinen Pflanzenöl, wie etwa Jojoba-, Soja-, Sesam-, Johanniskraut- oder Weizenkeimöl.

Zum Abschluß der Behandlung erhält die Patientin eine verjüngende Gesichtsmaske und Augenkompressen mit Rosenwasser, Orangenblütenwasser oder Kamillenlotion; so kann sie noch zehn Minuten entspannen oder auch schlafen.

Behandlung zu Hause

Wir erklären unseren Patientinnen, daß sie die in der Praxis begonnene Behandlung zu Hause mit im wesentlichen denselben Essenzen allein weiterführen können. Wir empfehlen lieber nicht allzu viele Produkte, weil wir ohnehin schon Überlastete keinesfalls noch mehr unter Druck bringen wollen.

Badeöle sind unsere beliebteste Empfehlung. Wir raten zu drei oder vier aromatischen Bädern pro Woche mit beruhigenden und entspannenden Präparaten. Wenn die Zeit nicht reicht für ein Bad, oder wenn die Patientin lieber duscht, kann sich ein Fußbad oder das Einreiben des ganzen Körpers mit einem nassen Schwamm und nur einem einzigen Tropfen der ausgewählten Essenz als sehr hilfreich erweisen.

Zusätzlich bewirkt ein Tropfen Vetiveressenz – von uns »die Essenz der Ruhe« genannt – einen erheblichen Spannungsabbau, wenn er morgens und abends gegen den Uhrzeigersinn auf dem Sonnengeflecht einmassiert wird.

Wir empfehlen außerdem einen sogenannten »therapeutischen Abend« pro Woche, mit einer leichten Mahlzeit, einem aromatischen Bad und früher Bettruhe – vielleicht noch mit etwas Musik und Bettlektüre. Das Schöne an diesem Abend ist, daß man, frei von allen Verpflichtungen, Gelegenheit findet, seine Batterien wieder aufzuladen.

Was Sie tun können

Viele Menschen haben so viel zu tun, daß sie kaum noch Zeit für sich selbst finden. Wir betonen unseren Klientinnen gegenüber sehr, daß zu lange Zeiten der Belastung verhängnisvoll werden können. Kurzurlaub oder Tapetenwechsel tragen dazu bei, die Routine zu unterbrechen und zu einer ausgeglicheneren Lebensweise zurückzufinden.

Ernährung

Gesunde Ernährung trägt ganz wesentlich zum Streßabbau bei; andererseits sollte man in Streßzeiten auf manches besser verzichten, etwa auf rotes Fleisch, raffiniertes Mehl und Weißmehlprodukte, Zucker (Honig ist viel besser), Konserven und allzuviel Fett. Wir empfehlen gesunde, einfache Nahrungsmittel und Trennkost, das bedeutet, bei einer Mahlzeit nicht zugleich Kohlehydrate und Eiweiß zu sich zu nehmen. Die jeweiligen Verdauungsprozesse laufen nämlich ganz unterschiedlich ab, ihre Gleichzeitigkeit kann den Körper überfordern und so Verdauungsprobleme verursachen.

Wir raten dazu, während der Mahlzeiten nur ganz wenig – wenn überhaupt – zu trinken, um die Abläufe im Magen nicht zu stören. Insbesondere Kaffee, Weißwein und Spitituosen sollte man meiden, ganz besonders am Abend.

Beim Essen ist das Wie mindestens so wichtig wie das Was. Man sollte langsam essen und jeden Bissen gründlich kauen. Friedliche Stimmung und Harmonie sind ebenfalls sehr wichtig. Entschieden abzuraten ist von heftigen Diskussionen beim Essen, weil dadurch die beste Mahlzeit unverträglich wird. Wenn keine Zeit ist für ein geruhsames Mahl, dann sind ein Joghurt, ein Stück Obst oder auch nur ein Glas Saft auf die schnelle besser als ein hastig verschlungenes Brötchen, das doch nur Verdauungs- und Nervensystem durcheinanderbringt.

Meditation

Meditation hat sich als sehr entspannend und wohltuend erwiesen und wird immer beliebter. Sie beruht auf dem Prinzip, daß Menschen nur dann genügend Resistenz gegenüber Streßsituationen entwickeln können, wenn sie eine Beziehung mit ihrem inneren Selbst herstellen.

Schon eine Viertelstunde Meditation pro Tag ist besser als nichts. Und wenn Sie keine Lust zum Meditieren haben, schließen Sie einfach die Augen, denken Sie über den kommenden Tag nach und sammeln Sie Ihre Kräfte, um ihn möglichst ausgeglichen zu überstehen.

Tips zur Entspannung

Jeder Mensch hat seine eigenen Methoden, um abzuschalten. Wichtig ist vor allem, daß Sie wirklich genug Ruhe und Entspannung finden.

Körperliche Bewegung trägt sehr zum Streßabbau bei. Auch Yoga und Spaziergänge im Park oder in der freien Natur sind zu empfehlen.

Eine hervorragende Übung zum Ausgleich des Energieniveaus, die allerdings ein wenig sonderbar klingen mag, besteht darin, bäuchlings mit gespreizten

Armen und Beinen (wie ein Adler) auf einer Wiese zu liegen; dann ist das Sonnengeflecht in unmittelbarem Kontakt mit der Erde und entlädt alle überschüssige positive Ladung beziehungsweise die falsche Art von Magnetismus. Diese Übung kann man auch auf dem Bett oder dem Fußboden ausführen, dann tut sie immer noch gut, ist aber nicht mehr so wirksam.

Wenn Sie sehr wütend sind, sollten Sie Ihre Hände zehnmal unter fließendem Wasser waschen. Auch dies leitet die falsche Art von Magnetismus aus dem Körper ab. Gehen Sie nie wütend schlafen, denn dieser Gemütszustand wirkt im Unterbewußten weiter und hat negative Folgen für den Schlaf.

Tiefe Bauchatmung beruhigt den ganzen Körper und bringt seelisches Gleichgewicht, wenn Sie nervös, besorgt oder voller Angst sind. Atmen sie einfach durch die Nase ein – dabei sollte sich der Brustkorb nach vorn und seitlich dehnen – und durch den Mund wieder aus: langsam, behutsam, gleichmäßig und rhythmisch.

Musik ist ein Wunderheilmittel, egal ob Sie selbst spielen oder singen, oder einfach nur zuhören. Malen hilft beim Ausdruck innerster Empfindungen.

Eine Duftlampe im Schlafzimmer ein paar Stunden vor dem Zubettgehen verströmt beruhigende Gerüche. Versuchen Sie es einmal mit Bergamotte, Kamille, Lavendel, Neroli oder Ihrer Lieblingsessenz.

Kräutertees sind ein bewährter Schlaftrunk. Versuchen Sie Limonenblüte, Zitronenverbene, Kamille, Melisse oder Majoran.

Gute Organisation spart eine Menge Ärger und Gereiztheit. Ausgezeichnet ist das Prinzip: Tu, was heute wichtig ist, dann werden wir morgen weitersehen. Viele Menschen hätten schon halb gewonnen, wenn sie nur hinnehmen könnten, was sich nicht ändern läßt.

Erfahrungen einer Frau

Cara Minton hat in den vergangenen zehn Jahren einen sehr terminabhängigen Betrieb geleitet – dementsprechend hektisch war ihre Lebensweise. Dann, vor einem Jahr, wurde ihr alles zuviel.

Sie spürte, daß sie mit den Nerven am Ende war, und stellte plötzlich fest, daß zum Leben eigentlich mehr gehört als zehn Stunden Arbeit, und das an fünf Tagen in der Woche. Eine Freundin empfahl ihr Aromatherapie.

Sobald sie sich darauf eingelassen hatte, fühlte sie, daß ihre Schwierigkeiten abnahmen. Sie fand die Behandlungen wunderbar anregend, sowohl der entspannenden Massage als auch der guten Ratschläge wegen, die ihr durch die Gespräche mit der Therapeutin zuteil wurden und ihr halfen, mit ihren Problemen fertig zu werden.

Cara ist inzwischen viel lockerer geworden. Die Verspannungen im Schulterbereich sind völlig verschwunden und, vielleicht das wichtigste, sie arbeitet nur noch an drei Tagen pro Woche. Sie ist wirklich dankbar dafür, wie Aromatherapie ihr Leben verändert hat.

Hautpflege

Die Haut ist das größte Organ des menschlichen Körpers und erfüllt viele wichtige Aufgaben. Als Ausscheidungsorgan sowohl nach innen wie nach außen spielt sie eine lebenswichtige Rolle mit ihren verschiedenen Schichten und Anhängseln, etwa den Schweiß- und Talgdrüsen, Haaren und Nägeln. Sie ist stark und elastisch zugleich, schützt alle inneren Organe vor Angriffen von außen und ist dank ihrer Fettschicht in der Lage, Stöße und chemische Einwirkungen abzuwehren.

Die Haut regelt die Wasserverdunstung und gleicht damit Temperaturunterschiede aus. Sie produziert Wärme, Elektrizität und Strahlung. Genau wie andere Körpergewebe atmet sie, das heißt, sie nimmt Sauerstoff auf und gibt Kohlendioxyd ab.

Sie bietet Schutz vor Bakterien und Viren, hält Unreinheiten und Giftstoffe vom Körper fern und wird wegen dieser Fähigkeit auch als »zweite Nieren« bezeichnet.

Wie ätherische Öle die Haut beeinflussen

Ätherische Öle werden durch die Haut aufgenommen und dringen bis in die tiefsten Schichten vor. Ihre wesentliche gemeinsame Eigenschaft ist, daß sie stark antiseptisch wirken, wenn auch in unterschiedlichem Ausmaß. Sie beschleunigen die Ausscheidung abgestorbener Hautzellen und fördern damit den Aufbau neuer Zellen.

Ätherische Öle sorgen für gesunde Muskulatur, sie unterstützen das weiche Gewebe beim Abbau von überschüssiger Flüssigkeit und Stoffwechselschlakken, gegebenenfalls auch bei der Rückgewinnung verlorener Feuchtigkeit. Sie regulieren, das heißt verbessern den Blutkreislauf, wirken über Massage der Druckpunkte auch auf das Nervensystem, das somit empfänglicher für Signale und reaktionsschneller wird.

In unserer Praxis verwenden wir Körper- und Gesichtsöle, die aus Essenzen (ätherischen Ölen) und reinen Pflanzenölen hergestellt werden. Das Mischungsverhältnis für Gesichtsöle beträgt zwischen ein und drei Prozent Essenz, je nach zu behandelnder Haut und Stärke des jeweiligen ätherischen Öls. Für Körperöle liegt die Konzentration zwischen zwei und fünf Prozent.

Produkte für die Gesichtspflege

Wesentlich ist eine gründliche Reinigung, insbesondere bei Make-up. Reinigungsmilch oder -öl wird mit zart kreisenden Bewegungen auf Gesicht und Hals aufgetragen, mit Tissue entfernt und das Ganze so lange wiederholt, bis das Tissue sauber bleibt. Anschließend wird zur Straffung der Haut eine Kräuterlotion mit Watte aufgetragen. Evian-Spray mit seiner ausgezeichneten alkalischen Wirkung gegen jegliche Säure in der Haut eignet sich für jeden Hauttyp.

Als nächstes wird mit zart streichenden Bewegungen die gereinigte Haut von Gesicht und Hals morgens und abends mit nährendem und feuchtigkeitsspendendem Gesichtsöl oder einer Creme behandelt. Make-up wird frühestens nach fünfzehn Minuten aufgelegt, wenn das Öl völlig eingezogen ist. Eventuelle Reste werden mit Tissue entfernt.

Je nach Hauttyp empfiehlt sich die Tiefenreinigung mit Hautshampoo: viermal wöchentlich bei fettiger Haut, einmal pro Woche bei trockener, empfindlicher Haut. Dabei handelt es sich um ein sehr nützliches Präparat, das mit etwas lauwarmem Wasser und behutsam kreisenden Bewegungen der Fingerspitzen dort einmassiert wird, wo es am nötigsten ist, also meist um Nase und Kinn. Nach dem Abspülen folgt die Toniclotion.

Ein- bis zweimal wöchentlich, je nach Hauttyp, ist eine Gesichtsmaske fällig. Dabei handelt es sich entweder um eine gründlich reinigende, stark antiseptische Maske für fettige Haut, eine leichtere Maske für normale Haut, eine lindernde Maske für empfindliche oder eine verjüngende Maske für reife Haut. Unter Aussparung der Augenregion wird eine kleine Menge gleichmäßig über Gesicht und Hals verteilt und nach fünf bis zehn Minuten mit lauwarmem Wasser vorsichtig abgespült. Nach dem Trockentupfen wird dann Gesichtsöl oder Creme aufgetragen.

Normale Haut

Gesunde, normale Haut ist weder zu trocken noch zu fett, dabei glatt und gleichmäßig straff.

Reinigung: Für morgens empfehlen wir in der Regel zwei- bis dreimal wöchentlich ein Gesichtsshampoo. Ansonsten ist eine Reinigungsmilch mit Rose oder Kamille am besten, anschließend entweder Rosenwasser, Orangenblütenwasser oder Evian-Spray auftragen.

Gesichtsöl: Wird morgens und abends auf das gereinigte Gesicht aufgetragen, Make-up eine Viertelstunde später. Für junge Haut empfehlen wir eine Mischung aus zwei Prozent Basilikum-, Kamillen-, Sandelholz- oder Ylang-Ylang-Essenz in Sesamöl. Für die reifere Haut empfehlen wir ein Gesichtsöl mit drei Prozent Rosen-, Patschuli-, Salbei- oder Geranienessenz in Jojoba- oder Weizenkeimöl.

Gesichtsmaske: Zu unseren Vorschlägen gehört auch zweimal wöchentlich eine erfrischende und leicht reinigende Kräutermaske, abwechselnd mit Aprikosenmark, das Sie selbst aus frischen Aprikosen im Mixer herstellen können. Lassen Sie es zehn Minuten lang einwirken, und spülen Sie die Haut mit Rosenwasser.

Trockene, empfindliche Haut

Dieser Hauttyp ist sehr zart, mit einer Tendenz zur Faltenbildung, oft sehr empfindlich und manchmal mit geplatzten Äderchen. Hier sind Schutz und Revitalisierung wichtig, um weitere Zerstörung zu verhindern.

Reinigung: Die von uns empfohlene Reinigungsmilch enthält Rose, Himbeere oder Gurke; die dann folgende Kamillenlotion können Sie selbst herstellen: Überbrühen Sie zwei mittelgroße Blüten der Römischen Kamille mit 150 ml kochendem Wasser, sieben Sie nach zwanzig Minuten die Flüssigkeit in eine Flasche und bewahren Sie sie kühl und dunkel auf. Haltbarkeit: etwa fünf bis sieben Tage. Andere geeignete Lotionen sind Orangenblütenwasser, Rosenwasser, Gurkensaft, den Sie selbst im Entsafter herstellen können, und Evian-Spray.

Gesichtsöl: Für junge Haut empfehlen wir zwei Prozent Kamillen-, Sandelholz-, Neroli- oder Geranienessenz in Weizenkeimöl. Für die reifere Haut empfehlen wir zwei Prozent Rosen-, Patschuli-, Sandelholz-, Zypressen- oder Geranienessenz in Weizenkeim- oder Jojobaöl.

Gesichtsmaske: Einmal wöchentlich sollten Sie sich eine Gesichtsmaske gönnen; auch Kompressen mit den bereits beschriebenen Lotionen sind gut. Sie schneiden sich ein Stück Gaze etwa in Gesichtsgröße zurecht, tränken es mit der Lotion, drücken überschüssige Flüssigkeit aus, legen die Kompressen auf und lassen sie zehn Minuten lang einwirken.

Mischhaut

Zu diesem Hauttyp gehören bestimmte Gesichtspartien mit zu trockener und andere mit zu fettiger Haut. Notwendig ist hier eine umfassende Behandlung.

Reinigung: Wir empfehlen zweimal wöchentlich ein Gesichtsshampoo und eine Reinigungsmilch mit Gurke oder Rose. Anschließend Rosen- oder Orangenblütenwasser, Evian-Spray oder die selbstgemachte Kamillenlotion (siehe oben) auftragen.

Gesichtsöl: Durch das Mischen verschiedener Essenzen können wir ein Produkt herstellen, das für alle Gesichtspartien geeignet ist. Wir empfehlen eine dreiprozentige Kombination aus feuchtigkeitsspendender und beruhigender Sandelholz-, nährender und revitalisierender Patschuli- und kreislaufregulierender Geranienessenz in Jojobaöl, das ganz ungewöhnlicherweise sowohl trockener wie fettiger Haut guttut.

Gesichtsmaske: Gegen die besonders fettige mittlere Gesichtspartie empfehlen wir einmal wöchentlich eine erfrischende, stark antiseptische Kampfermaske, die zugleich die Hautbeschaffenheit des ganzen Gesichts verfeinert.

Zusätzlich können Sie einmal wöchentlich nur auf die fettigen Partien eine Maske aus Heilerde und Wasser mit einem einzigen Tropfen Lorbeer-, Bergamotte- oder Zitronenessenz auflegen. Heilerde hat unschätzbare Eigenschaften und sorgt in Verbindung mit ätherischen Ölen dafür, daß die Haut allmählich weniger fettig wird und das Gesicht insgesamt ausgeglichener wirkt.

Allgemeiner Ratschlag: Oft stellen wir fest, daß Patientinnen mit extrem fettiger Haut sich nicht gesund ernähren. Wir empfehlen leichtere Kost und wenig Alkohol sowie süße Getränke. Make-up kann zu schwer sein und die Haut verstopfen, achten Sie also auf eine leichte Zusammensetzung.

Fettige Haut

Fettige Haut glänzt, ist oft recht bläßlich, eher rauh, mit vielen Unreinheiten und einer Neigung zu Pickeln. Sie wirkt eher leblos, braucht gründliche Reinigung und eine Schälkur, damit die Zellerneuerung und eine Verfeinerung des Gewebes unterstützt werden.

Reinigung: Die Reinigung ist sehr wichtig, insbesondere bei Benutzung von Make-up, weil diese Haut sehr viel davon aufsaugt. Gesichtsshampoo sollte täglich benutzt werden und zum Abschminken eine Kampfer-Reinigungs- oder andere Spezialmilch.

Die Lotion mit Lavendel-, Pfefferminz- oder Thymianessenz können Sie zu Hause selbst herstellen, indem Sie 150 ml kochendes Wasser über einen viertel Teelöffel des getrockneten Krauts gießen, fünfzehn Minuten ziehen lassen, abgießen und die Flasche kühl und trocken aufbewahren. Haltbarkeit: fünf bis sieben Tage. Als Alternative kann eine Lotion aus frisch gepreßtem Tomaten- und Grapefruitsaft die Reinigung abschließen und dafür sorgen, daß die Haut frei von Unreinheiten ist. Besonders gut wirkt Evian-Spray.

Ich habe mich immer gegen adstringierende Gesichtswasser ausgesprochen, weil sie meist Alkohol enthalten und nicht nur die Haut übermäßig austrocknen, sondern auch noch die Talgdrüsen anregen, die dann um so mehr Talg absondern.

Gesichtsöl: Viele Leute halten es für falsch, auf fettige Haut Öl aufzutragen. Aber ätherische Öle sind ja etwas Besonderes, weil sie ausgleichend wirken.

Wir empfehlen ein Gesichtsöl mit stark antiseptischen Essenzen, die irritierter Haut entgegenwirken. Eine dreiprozentige Zubereitung von Lorbeer-, Bergamotte-, Wacholder-, Lavendel- oder Zitronenessenz in Sesam- oder Sojaöl ist genau richtig. Bei sehr trockener Haut ist Jojobaöl die beste Grundlage.

Gesichtsmaske: Dieser Hauttyp steckt voller Unreinheiten und muß immer gründlich gereinigt werden. Die Bedeutung von Gesichtsmasken ist daher offensichtlich. Eine Heilerdemaske mit Gurken- oder Karottensaft und nur einem einzigen Tropfen Lorbeer-, Wacholder- oder Zitronenessenz kann einmal pro Woche im Wechsel mit einer wöchentlichen Kampfermaske angewandt werden.

Allgemeiner Ratschlag: Achten Sie auf gesunde Ernährung. Vegetarische Kost ist sehr förderlich, zumindest eine Zeitlang und besonders während der Behandlung. Zusammen mit viel Mineralwasser als Hauptgetränk lassen sich so die

Giftstoffe ausscheiden. Auch reinigende Kräutertees wie Thymian oder wildes Stiefmütterchen sind ausgesprochen wirksam.

Acne vulgaris

Dieses Hautleiden ist in der Pubertät besonders verbreitet, kann Menschen aber auch längere Zeit oder gar lebenslänglich plagen. Aknehaut ist im allgemeinen ziemlich fettig und rauh, mit vergrößerten Talgdrüsen, Pickeln und entzündeten Stellen, die sich zu eitrigen Pusteln entwickeln können.

Reinigung: Gründliche Reinigung mit Gesichtsshampoo ist wesentlich und täglich erforderlich. Das Gesicht muß gut gespült und mit einem Tissue trockengetupft werden, weil Handtücher die Infektion weiterverbreiten können. Kampfer-Reinigungsmilch ist gut, auch wenn die Patientin kein Make-up benutzt. Wir raten im allgemeinen ohnehin von Make-up ab, bis die Haut sich gebessert hat. Wenn Make-up unerläßlich ist, soll das Gesichtsöl fünfzehn Minuten vorher aufgetragen werden, um eine Ausbreitung der Infektion zu vermeiden.

Für eine wirksame Lotion aus eigener Produktion verwenden Sie Lavendel-, Pfefferminz-, Rosmarin- und Thymianblätter (siehe Seite 108). Alternativen sind Evian-Spray oder frischgepreßter Orangensaft mit einem Drittel Rosenwasser.

Gesichtsöl: Um die Haut gegen weitere Infektionen zu schützen, ist ein Gesichtsöl wichtig. Sie haben die Asuwahl zwischen Lorbeer, Wacholder, Lavendel, Zitrone, Myrrhe, Niauli oder Styrax – jeweils drei Prozent Essenz in Sojaöl.

Gesichtsmaske: Sie mischen Heilerdepulver mit Wasser und einem einzigen Tropfen Lorbeer-, Lavendel- oder Zitronenessenz. Wir empfehlen zweimal wöchentlich eine Kampfermaske oder Heilerdepulver in Joghurt verrührt. Einzelne Pickel dürfen Sie mit einem Tropfen Niauliessenz behandeln, jedoch niemals das ganze Gesicht!

Allgemeiner Ratschlag: Berühren Sie die entzündeten Stellen möglichst wenig, und versuchen Sie nicht, die Pickel auszudrücken, weil sie sich dabei in der Regel entzünden. Wiederum ist eine strikt vegetarische Reinigungsdiät zu empfehlen.

Acne rosacea

Dieses Hautleiden erfordert eine andere Behandlung als *Acne vulgaris*, weil hier die Haut sehr fein sein kann und von starken Mitteln deshalb abgeraten werden muß. Das Leiden tritt meist erst im späteren Alter auf, kann aber auch schon bei Fünfundzwanzigjährigen vorkommen. Hauptproblem ist der verstopfte Zustand, bei gleichzeitig auftretenden großen Flecken. Die Haut ist eher fein, meist trocken und ziemlich übersäuert.

Reinigung: Reinigungsmilch mit Rosenessenz löst die Verstopfungen. Straffender Effekt mit Rosenwasser, Evian-Spray, Hamamelis, Kamillenlotion oder Orangenblütenwasser. Kompressen mit Kamillenlotion wirken sehr lindernd und lassen das Gewebe weniger entzündet aussehen.

Gesichtsöl: Wir empfehlen eine zweiprozentige Mischung aus Römischer-, Kamillen-, Zypressen-, Geranien-, Wacholder-, Neroli-, Rosen-, Salbei- oder Sandelholzessenz in Jojobaöl, das die Haut nährt, ohne sie zu überfüttern.

Gesichtsmaske: Masken sollen leicht sein, lindern und Verstopfungen lösen. Wir empfehlen alle mit Azulen (dem Wirkstoff aus der Kamille), einem Pflanzengel oder naturreinem Joghurt. Heilerdepulver mit Wasser kann auf noch nicht reife Pickel aufgestrichen werden; wenn sie entzündet sind, können Sie abwechselnd auch einen Tropfen Niauli direkt mit etwas Watte auftragen.

Allgemeiner Ratschlag: Dieses Leiden tritt oft in den Wechseljahren (Menopause) auf. In diesem Fall muß die Patientin besonders auf allgemein gute Gesundheit achten.

Allergische Haut

Allergische Haut ist meist sehr fein und überempfindlich. Sie reagiert auf Berührung sofort mit Ausschlag, Rötung, Dermatitis oder auch Ekzemen. Dieser Hauttyp verlangt besonders viel Verständnis und Pflege.

Reinigung: Zart und beruhigend muß sie sein. Wir empfehlen Rosen-Reinigungsmilch, gefolgt von einer Kamillenlotion und Evian-Spray, das besonders gegen verstopfte Haut wirkt. Überschüssige Reinigungsmilch soll mit feuchter Watte entfernt und dann die Haut mit einem zarten Tissue trockengetupft (nicht gerieben) werden. Besonders lindernd wirken Kamillen- und Hamamelislotion.

Gesichtsöl: Ätherische Öle bekommen allergischer Haut ausgezeichnet und rufen selten unerwünschte Reaktionen hervor. Die Regel heißt: Vorsicht!

Wir hatten schon Patientinnen, die keinerlei Kosmetik oder parfümierte Produkte vertrugen. In solchen Fällen haben wir eine Essenz nach der anderen in Jojobaöl getestet. Beispielsweise haben wir ein 30-ml-Fläschchen Gesichtsöl mit nur einem einzigen Tropfen Essenz der Römischen Kamille zubereitet. Wenn die Patientin nach der Anwendung keine allergischen Reaktionen zeigt, versuchen wir es mit einer zweiten Essenz, etwa Sandelholz. Wenn auch damit alles gutgeht, wenden wir dasselbe Prinzip mit Neroli an. Wenn wir dann ganz sicher sind, daß die Patientin gegen alle drei ätherischen Öle nicht allergisch ist, mischen wir ihr ein Gesichtsöl und kombinieren dazu alle drei in einprozentiger Konzentration mit Jojobaöl.

Ekzem

Zu Ekzemen neigende Haut ist äußerst trocken, weshalb die auf Seite 107 beschriebene Behandlung angezeigt ist. Wenn sich Ekzemflecken bilden, verwenden wir nur noch die allermildesten Produkte. Wenn das Ekzem zur Wunde wird, überweisen wir die Patientin an einen Arzt.

Reinigung: Wir empfehlen eine milde Reinigungsmilch; wohltuend sind alle Kombinationen mit Azulen (Bestandteil der Kamille). Lindernd wirken Kompressen mit Kamillenlotion.

Gesichtsöl: Wir empfehlen eine einprozentige Mischung von Kamillen-, Neroli- oder Sandelholzessenz in Jojoba- oder Weizenkeimöl. Bei nässendem Ekzem empfehlen wir Wacholderbeeressenz, bei trockenem Ekzem Geranien- und Lavendelessenz.

Allgemeiner Ratschlag: Es ist wohlbekannt, daß Ekzeme sich durch eine reinigende Diät positiv beeinflussen lassen. Das bedeutet: viel Obst und Gemüse essen, aber weder Fleisch noch Milchprodukte, und als Getränk so viel Mineralwasser wie möglich trinken.

Früh gealterte Haut

Die unterschiedlichsten Ursachen, etwa Krankheit, plötzlicher Gewichtsverlust, klimatische Veränderungen, übermäßige Sonnenbäder oder schlichte Vernachlässigung, können dazu führen, daß die Haut viel älter aussieht, als es dem biologischen Alter der Person entspricht. Große Trockenheit betont die Falten, läßt das Gewebe am Hals kreppartig schrumpeln und die Muskulatur schlaff werden. Die Behandlung muß sich also darauf konzentrieren, der Haut möglichst viel ihrer früheren Spannkraft und Elastizität zurückzugeben und zugleich das Zellgewebe zu ernähren und mit Feuchtigkeit zu versorgen.

Reinigung: Wir empfehlen eine nährende und straffende Reinigungsmilch, die Rose, Ylang Ylang oder Patschuli enthält. Zu den guten Lotionen gehören Rosenwasser, Orangenblütenwasser und Evian-Spray. Sie können auch Trauben, Äpfel oder Himbeeren in den Entsafter geben und den gewonnenen Extrakt auf Ihr Gesicht auftragen.

Gesichtsöl: Wir empfehlen eine dreiprozentige Mischung aus Basilikum-, Geranien-, Majoran-, Patschuli-, Rosen- oder Rosmarinessenz in Jojoba oder Weizenkeimöl.

Gesichtsmaske: Es ist ratsam, Gesichtsmasken zur Straffung der Haut anzuwenden. Versuchen Sie Kampfer oder in Wasser angerührte Heilerde mit einem Tropfen Patschuli- oder Geranienessenz. Mindestens einmal pro Woche zu empfehlen.

Allgemeiner Ratschlag: Achten Sie auf Ihre Gesundheit insgesamt, ernähren Sie sich vernünftig und vitaminreich. Gönnen Sie sich Zeit zum Entspannen – und wenn Sie rauchen: Geben Sie's auf!

Extrem trockene Haut

Entweder innere Probleme, also Krankheiten – insbesondere der Leber –, oder äußere Faktoren, wie zu starke Sonnenbestrahlung, können extrem trockene Haut verursachen. Auf jeden Fall braucht diese Haut eine Revitalisierung.

Reinigung: Verwenden Sie eine nährende Reinigungsmilch, beispielsweise mit Neroli oder Patschuli. Zu den guten Lotionen gehören Orangenblütenwasser und selbst im Entsafter hergestellter Apfel- oder Gurkensaft.

Gesichtsöl: Wir empfehlen eine dreiprozentige Mischung aus Neroli-, Patschuli-, Rosen- und Sandelholzessenz auf einer Weizenkeim- oder Jojobaölbasis.

Gesichtsmaske Eine Maske aus Gurkenscheiben einmal wöchentlich sollte helfen. Sehr lindernd wirkt eine Kräutergelmaske.

Allgemeiner Ratschlag: Verzichten Sie auf stark gewürzte Speisen, Nikotin und übermäßige Sonnen- oder Windeinwirkung. Setzen Sie sich nicht zu nah ans Feuer.

Schönheitsoperationen / Plastische Chirurgie

Nach Schönheitsoperationen erzielen ätherische Öle besonders gute Ergebnisse.

Eine Haut, die mit ätherischen Ölen vorbereitet wurde, übersteht jede Art von Operation besser. Wunden und Schnitte heilen schneller, hartes Narbengewebe entsteht nur minimal, und die Neubildung kräftiger Zellen wird beschleunigt. Bei der plastischen Nasenchirurgie, einer der häufigsten Operationen, verschwinden die Quetschungen und blauen Flecken rascher. Ätherische Öle sind so antiseptisch, daß sie das Gewebe gesund erhalten und jede sekundäre Infektion verhindern oder stoppen können.

Wir empfehlen die Anwendung von ätherischen Ölen vor und nach der Operation. Individuelle Zubereitung ist immer das beste, jedoch hat sich ganz allgemein ein Gesichtsöl aus einer dreiprozentigen Kombination von Wacholder-, Lavendel- und Neroliessenz in Jojobaöl als sehr erfolgreich bewährt. Ätherische Öle wirken am stärksten, wenn sie unmittelbar nach dem operativen Eingriff angewandt werden; allerdings sollte das Präparat dann nur rund um die Wunde aufgetragen werden, bis sich ein leichter Schorf gebildet hat. Essenzen wirken auch auf alte Narben, aber deutlich langsamer.

Elektrolyse

Manche unserer Kundinnen lassen sich auf elektrolytischem Weg unerwünschten Haarwuchs entfernen. In diesen Fällen erweisen sich Essenzen wie Lavendel und Kamille dank ihrer stark antiseptischen Eigenschaften als besonders wohltuend. Gleichzeitig sorgt ihre lindernde und heilende Wirkung dafür, daß Entzündungen und jede Art von gelegentlich vorkommenden Verletzungen beherrschbar bleiben.

Aromatische Cremes

Insbesondere hochempfindliche und reife Haut braucht mehr Schutz als andere; belastende Umstände, etwa kaltes Wetter mit starken Winden, machen ebenfalls besonderen Schutz erforderlich. Wir haben deshalb eine Reihe von aromatischen Cremes entwickelt, die auf vergleichbaren Rezepturen wie die Gesichtsöle basieren, allerdings mit Bienenwachs als Bindemittel. Dadurch haftet die Creme länger auf der Hautoberfläche, wo sie eine dünne Schutzschicht bildet.

Viele unserer Kundinnen verwenden Gesichtsöl für die tägliche Pflege und Creme, sobald äußere Umstände es erfordern.

Körperpflege

Mittel zur Körperpflege, also Körper- und Badeöle, sind zum Erhalt gesunder Haut ebenso nützlich wie zur Behandlung besonderer Hautprobleme.

Körperöle

Wir haben gesehen, wie hilfreich ätherische Öle bei vielen Erkrankungen der Gesichtshaut sein können; weitgehend dasselbe gilt für den ganzen Körper, da hier vergleichbare Schwierigkeiten auftreten können: extrem fettige, trockene oder übersäuerte Haut, Entzündungen, Überempfindlichkeit und Allergien. Schlechte Blutzirkulation, insbesondere der Beine und Füße, gelegentlich auch der Hände, läßt die Haut lila und marmoriert erscheinen. Es gibt Einlagerungen von Flüssigkeit und Fett; frühzeitige Alterung kann auf Krankheiten oder übertriebenen Sonnenbädern beruhen, und Muskelkrämpfe können durch übermäßige sportliche Betätigung oder Überdehnung verursacht sein.

Unsere Körperöle werden mit zwei bis fünf Prozent ätherischen Ölen, je nach Zweck und Stärke der Essenz, in reinen Pflanzenölen hergestellt. In eine Zubereitung gehören in der Regel drei oder vier verschiedene Essenzen.

Körperöle sollen ganz leicht aufgetragen werden, da man mit wenig sehr lange auskommt. Das sollte morgens, mindestens eine Viertelstunde vor dem Anziehen, geschehen oder abends, eventuell nach einem Bad.

Badeöle

Schon seit Urgedenken werden Bäder genommen, um Gesundheit und Aussehen zu verbessern. In dieser Tradition gehören unsere Badeöle mit Essenzen zu den beliebtesten Produkten.

Ein aromatisches Bad nützt nicht nur wegen seines wunderbaren Duftes, sondern auch wegen der vielen heilenden Eigenschaften der unterschiedlichen Essenzen. Entspannung in einem warmen Bad am Abend kann Wunder wirken.

Morgenbäder mit aufmunternden und stärkenden Essenzen sind ebenfalls ganz ausgezeichnet.

Ätherische Öle werden vom Wasser nicht aufgenommen, sondern bleiben in winzigen Tröpfchen an der Oberfläche. Auch wenn sie im Wasser verrührt werden, behalten sie diese Tendenz. Die heilende Wirkung entsteht durch das Einatmen ihrer Duftmoleküle.

Träufeln Sie einfach vier bis sechs Tropfen der Essenz ins Badewasser, vergewissern Sie sich aber zuvor noch einmal der jeweiligen Eigenschaften, weil manche Essenzen die Haut reizen können.

Manche Hersteller verwenden spezielle Zerstäuber, die das ätherische Öl gleichmäßiger im Wasser verteilen. In diesen Fällen beruht die Heilwirkung neben dem Duft auch noch auf der Osmose (Aufnahme durch die Haut in den Blutkreislauf).

Temperatur und Dauer des Bades sind auch von Bedeutung. Fünfzehn bis zwanzig Minuten in einem warmen Bad beruhigen. Ein kühleres Bad belebt. Heiße Bäder sind nicht so gut für die Blutgefäße und daher nicht zu empfehlen bei Krampfadern und geplatzten Äderchen, Hämorrhoiden, Bluthochdruck, Herzerkrankungen und Schwangerschaft.

Allzu viele Bäder trocknen die Haut aus und zerstören ihren Schutzmantel gegen Infektionen. Aromatische Bäder hingegen erhalten ihn beziehungsweise tragen zur Wiederherstellung bei. Vier solcher Bäder pro Woche werden üblicherweise empfohlen, sofern nichts anderes verordnet wurde.

Kleine Vorsichtsmaßnahme: Reiben Sie sich nicht mit badewassernassen Händen die Augen – es könnten Spuren der Essenz daran haften!

Fußbäder

Aromatische Fußbäder sind äußerst wirksam und werden oft verordnet, wenn ein Vollbad, aus welchen Gründen auch immer, nicht möglich ist. Geben Sie dazu zwei bis drei Tropfen der Essenz ins Wasser, und lassen Sie die Füße darin weichen. Diese Methode empfiehlt sich besonders für Menschen, die lieber duschen als baden.

Handpflege

Ungepflegte Hände verraten das Alter einer Frau schneller als ihr Gesicht oder die Halspartie. Unsere Hände müssen Tag für Tag so viele Arbeiten ausführen, daß sie sich sehr bald in einem jämmerlichen Zustand befänden, würden wir sie nicht schützen und pflegen.

Auch die beste Haut leidet rasch unter dem Einfluß von Haushalts- und Reinigungsmitteln. Und obwohl Gartenarbeit eine wunderschöne Beschäftigung ist, schadet sie doch den Händen, wenn sie nicht geschützt werden.

Da wir wissen, wie Hände ständig mißbraucht werden, haben wir in unserer Klinik ein spezielles Pflegeprogramm entwickelt. Es besteht aus einer tiefen, lindernden Massage mit einer dreiprozentigen Ölmischung aus Patschuli, das das Gewebe nährt, und Zitrone, die die Haut weicher und weißer macht, entweder in vitamin-F-reichem Weizenkeim- oder nährendem Jojobaöl. Im Fall von Brandwunden kommt noch Lavendelessenz hinzu.

Wir machen auch warme Packungen mit Leinsamenschrot. Leinsamen ist in Reformhäusern und Naturkostläden geschrotet oder ganz erhältlich; das Schroten geht ganz leicht in der Kaffeemühle. Leinsamenöl tut der Haut gut, und die Wärme fördert sein tiefes Eindringen. Die Wirkung auf die Hände ist unglaublich lindernd und beruhigend und verbessert rasch die Hautqualität. Besonders hilft diese Behandlung bei Rheuma oder Arthritis und nach Verletzungen; sie fördert die Blutzirkulation und den Lymphfluß, macht die Hände gelenkiger und weniger schmerzanfällig.

Für die Pflege zu Hause empfehlen wir das Spezialöl morgens und abends zur Anwendung. Es soll gut in die Haut einmassiert werden, mit Bewegungen um jeden einzelnen Finger, wie beim Anziehen von Handschuhen. Mindestens viermal pro Woche sollten Sie Ihre Hände in einer Schüssel mit warmem Wasser und zwei Tropfen Lavendel- oder Zitronenessenz baden.

Nagelpflege

Die Pflege der Nägel gehört natürlich mit zur Handpflege, doch wenn sie besondere Beachtung brauchen, können Sie eine zweiprozentige Mischung aus Zitronen- und Lavendelessenz in Jojoba-, Mandel- oder Weizenkeimöl verwenden. Das Öl muß gründlich morgens und abends ein paar Minuten lang um die Nägel, insbesondere ins Nagelbett einmassiert werden.

Fusspflege

Den Füßen, die täglich unser ganzes Gewicht tragen müssen – und das allzuoft in schlecht sitzenden Schuhen –, geht es noch schlechter als unseren Händen. Wenn ihnen dieselbe empfohlene Behandlung zuteil wird, ist mit guten Ergebnissen zu rechnen.

Haarpflege

Wir haben ein besonderes Haaröl für die bessere Durchblutung der Kopfhaut zusammengestellt; es fördert das Haarwachstum, ernährt die Haarwurzeln und verleiht schönen Glanz. Darüber hinaus gleicht es bei zu trockenem oder fettigem Haar aus.

Für helles Haar besteht es aus einer zweiprozentigen Kombination von Lorbeer-, Kamillen- und Salbeiessenz, entweder in Jojobaöl oder in einer Mischung halb Kastor- und halb Sojaöl. Für dunkles Haar wird es aus einer zweiprozentigen Kombination von Lorbeer-, Rosmarin- und Salbeiessenz in Jojoba- oder Kastor-/Sojaöl hergestellt.

Das Öl muß gründlich mit kreisenden Bewegungen in die Kopfhaut einmassiert werden, abschließend streichen die Hände ganz langsam von den Haarwurzeln bis zu den Haarspitzen. Es sollte einige Stunden vor der Haarwäsche angewandt werden oder am Vorabend (dann aber mit Handtuch auf dem Kopfkissen schlafen!). Diese Behandlung sollte alle ein bis zwei Wochen wiederholt werden.

Menstruationsbeschwerden

Nicht immer war die Menstruation ein Thema, über das man offen sprechen konnte. Viele Gesellschaften und Kulturen haben Frauen während der Zeit ihrer Regelblutung für unrein und daher tabu gehalten. Und in feiner Gesellschaft wurde früher das Thema nicht einmal erwähnt, schon gar nicht in Anwesenheit von Männern.

Die Menstruation ist oft in einer Art und Weise beschrieben worden, die dieser sehr notwendigen und normalen weiblichen Funktion keineswegs gerecht wird. Die Bezeichnung »Fluch« etwa läßt sie als höchst unerwünscht erscheinen. Heutzutage jedoch ist der Umgang mit ihr ein ganz anderer. Es besteht große Ausdrucksfreiheit sowohl darüber, was die allgemeinen sexuellen Dinge als auch die Körperfunktionen der Frau betrifft.

Normalerweise verursacht die Menstruation keine größeren Schwierigkeiten. Gelegentlich kann sie von Unwohlsein und Stimmungsschwankungen begleitet sein, die jedoch meist nicht so gravierend sind, daß sie das Alltagsleben beeinträchtigen.

Das prämenstruelle Syndrom

Einige der häufigsten Probleme werden unter der Bezeichnung prämenstruelles Syndrom zusammengefaßt. Dazu gehören verschiedene körperliche, emotionale und geistige Veränderungen, die zwischen zwei und vierzehn Tagen vor Beginn der Regel auftreten und meist mit ihrem Einsetzen wieder verschwinden. Dabei kann es sich um leichte, kaum wahrnehmbare Reaktionen handeln, aber auch um schwerere, die im Extremfall ärztlicher Behandlung bedürfen.

Es gibt zahllose Symptome, die verschiedene Frauen auf höchst unterschiedliche Weise betreffen. Am häufigsten sind Anschwellen des Bauchs und Gewichtszunahme, schmerzende Brust, Bauchkrämpfe und Rückenschmerzen, geringe Urinausscheidung, Kopfweh, Gereiztheit, Verspannungen, Niedergeschlagenheit, Lustlosigkeit, Konzentrationsschwierigkeiten, mangelndes Selbstvertrauen, fehlendes sexuelles Verlangen, Appetitlosigkeit oder Heißhunger nach bestimmten Speisen und irrationales Verhalten.

Wie kann Aromatherapie helfen?

Wenn eine Frau mit prämenstruellen Spannungen zu uns kommt, versuchen wir als erstes, ihren persönlichen Hintergrund, ihre Belastungen, ihr Temperament und ihre medizinische Vorgeschichte zu erfassen. Darauf basierend können wir ein Programm zum Gegensteuern festlegen, denn ätherische Öle sind in diesem Zusammenhang sehr wirksam. Massage an verschiedenen Nervenpunkten hilft bei der Anregung und Regulierung des Nervensystems. Manche Druckpunkte, die mit der inneren Sekretion in Verbindung stehen, regen verschiedene Drüsen und ihre Funktion an. Es ist hilfreich, wenn die Therapeutin intensive Lymphdrainage betreibt – ganz besonders in der Lendengegend, wo sich am häufigsten und am meisten unerwünschte Flüssigkeit ansammelt und staut. Dadurch können Spannungen abgebaut, Unreinheiten ausgeschieden und neue übermäßige Konzentrationen verhindert werden.

Ätherische Öle

Für die Massage verwenden wir die folgenden ätherischen Öle: Basilikum, Zypresse, Kamille, Cajeput, Wacholder, Pfefferminze, Lavendel, Rose, Rosmarin, Salbei und Thymian – jeweils in Sesam-, Jojoba-, Soja- oder Weizenkeimöl.

Wichtig ist die Regelmäßigkeit der Behandlung. Im Idealfall wird mit wöchentlichen Abständen begonnen, allmählich verlängert sich der Rhythmus auf einmal monatlich. Versuchen Sie, die Behandlung möglichst innerhalb von zehn Tagen vor der nächsten zu erwartenden Regel zu bekommen, weil in diesem Zeitraum erfahrungsgemäß die Schwierigkeiten beginnen.

Selbsthilfe

Gönnen Sie sich fünf aromatische Bäder pro Woche, abwechselnd mit Salbei-, Lavendel-, Rosmarin-, Wacholder- und Kamillenessenz. Verwenden Sie ein Körperöl mit einer Mischung aus Lavendel-, Rosmarin- und Geranienessenz in Weizenkeimöl und für das Gesicht Kamillenessenz in Jojobaöl.

Viele verschiedene Kräutertees helfen gegen die unterschiedlichsten Menstruationsprobleme. Löwenzahn und Rosmarin etwa sind gut bei Flüssigkeitsansammlungen (Wasser im Gewebe); Majoran beruhigt und fördert die Verdauung; Kamille wirkt gegen Verstopfung; Himbeerblätter sind schmerzlindernd; Thymian reguliert die Periode; Lavendel beruhigt; Salbei wirkt ausgezeichnet bei einer Tendenz zu sehr starker Blutung; Petersilie und Rose werden bei verspäteter Periode empfohlen; Eschenblätter wirken allgemein reinigend.

Regelmäßige Gymnastik tut gut; Yoga ist ganz ausgezeichnet, weil dabei Spannungen abgebaut werden und die Lendengegend beeinflußt wird, wodurch sich Krämpfe und allgemeine Stauungen verhindern lassen.

Eine ausgewogene Ernährung – vorzugsweise vegetarisch – trägt mit zum guten Zustand des Verdauungstrakts bei. Darüber hinaus gibt es verschiedene gute Vitamin- und Mineralstoffpräparate speziell für Frauen, mit einer Betonung des Vitamin-B-Komplexes, insbesondere B_6, Dolomit (Kalzium und Magnesium) und Vitamin E (das jedoch nicht für Menschen mit hohem Blutdruck geeignet ist).

Es lohnt sich auch der Versuch, die ständigen kleinen Irritationen im Alltag nahezu jedes Menschen so gering wie möglich zu halten. Reden Sie mit Ihrer Familie, bitten Sie sie, gespannte und unerfreuliche Situationen möglichst zu vermeiden, damit Sie eine Chance haben, mit Ihrem Problem zurechtzukommen.

Mit etwas Verständnis lassen sich in kurzer Zeit die Symptome fast immer deutlich verringern; mit der Zeit verschwinden sie wahrscheinlich völlig. In schweren Fällen sollten Sie jedoch unbedingt den Arzt aufsuchen.

Andere Menstruationsprobleme

Manche Frauen haben überhaupt keine Menstruation oder nur sehr sporadisch, und das bereits seit der Pubertät. Dann handelt es sich vermutlich um eine Unausgewogenheit der inneren Sekretion.

Bei anderen Frauen bleibt die Regelblutung aufgrund eines Schocks oder emotionalen Traumas zeitweilig oder über lange Zeit aus. Auch bei magersüchtigen Frauen, oder Frauen, die die Pille nehmen, kann dies der Fall sein.

Die Massage ist hier dieselbe wie beim prämenstruellen Syndrom; wieder wird besonders der Lendenbereich bearbeitet, dort, wo das Problem im wesentlichen konzentriert ist.

Ätherische Öle von Salbei, Wacholder, Kamille, Basilikum, Lavendel, Rosmarin und Thymian sollten sowohl in der Praxis wie bei der Behandlung zu Hause in Form von Körper- und Badeölen Anwendung finden.

Starke Regelblutung

Im Fall von sehr starker Blutung geben wir leichtere Behandlungen mit Essenzen aus Rose, die den Zyklus sehr gut regulieren können, beruhigendem Lavendel, nervenstärkendem Neroli, Kamille und Zitrone, die beide Anämie als Folge starken Blutverlustes verhindern können, und allgemein regulierendem Salbei. Die Massage stellt das Gleichgewicht des Körpers als Ganzheit wieder her.

Es ist wichtig, so viel wie irgend möglich zu ruhen und bei Verschlechterung des Zustands zum Arzt zu gehen. Zu Hause sollten Sie vier Lavendelbäder pro Woche nehmen, ein Körperöl aus Kamillen-, Rosen- und Ylang-Ylang-Essenz in Weizenkeim- oder Jojobaöl verwenden, Kräutertees aus Kamille, Majoran und Thymian trinken und sich gesund und ausgewogen ernähren.

Das Klimakterium – ein neuer Anfang!

Kein Gesundheitsthema ist stärker Mißverständnissen und der Lächerlichkeit ausgesetzt als das Klimakterium. Jede Frau kommt einmal in diese Phase, und doch wird sie wie etwas Geheimnisvoll-Merkwürdiges nur mit gedämpfter Stimme erwähnt. Manchmal könnte man glauben, damit sei das Ende der Frau als weibliches Wesen besiegelt.

Läßt sich denn keine positivere Bezeichnung für diese Übergangszeit im Leben einer Frau finden als »Wechseljahre«? Ich schlage vor: »Der Neuanfang«, denn genau das ist es. Es ist keine Krankheit. Eher eine Neuorientierung des endokrinen Gleichgewichts im Körper.

Wann geht es los?

Der Neuanfang für die Frau liegt meist um ihren fünfzigsten Geburtstag – manchmal auch viel früher: Mitte bis Ende Dreißig, oder später: Mitte Fünfzig.

Jede Frau hat ihren eigenen Rhythmus, der von Erbfaktoren, Klima, Ernährung, Lebensweise, Umwelt und allgemeinem Gesundheitszustand abhängt. Mit zunehmendem allgemeinem Streß jedoch tendiert die Menopause allgemein zu früherem Beginn.

Was ist zu erwarten?

Man muß sich klarmachen, daß diese Umstellung nicht innerhalb eines Tages stattfindet. Wir erklären unseren Patientinnen immer, wie gut der allmähliche Beginn ist, da auf diese Art und Weise die Natur uns Anzeichen für die bevorstehende Umstellung gibt, uns auf die Schwächen und Unzulänglichkeiten vorbereitet, die in der Hauptphase der Umstellung auftreten können. Oft müssen wir den Frauen helfen, ihre negative Einstellung zu diesem Lebensabschnitt zu überwinden.

Es sind auch nicht alle Frauen gleichermaßen betroffen. Um den gesamten Zyklus abzuschließen, muß das endokrine System seinem ganz eigenen Muster folgen. Es gibt keine zwei Menschen, die ganz und gar gleich sind. Dennoch erleben verwandte Frauen oft gleiche – oder zumindest ähnliche – Symptome, was sowohl auf Erbeinflüsse als auf die Herkunft aus einer ähnlichen physikalischen wie emotionalen Umwelt zurückzuführen ist.

Symptome

Vereinfachend lassen sich die häufigsten Symptome in acht verschiedene Kategorien einteilen:

- Hitzewallungen, Blutandrang, Schweißausbrüche
- zu hoher Blutdruck

- zu niedriger Blutdruck
- Herzklopfen
- Blutarmut, Anämie
- Depressionen, Gereiztheit, Stimmungsschwankungen
- schwache oder besonders starke Blutungen
- Gewichtszunahme, Flüssigkeitsansammlungen im Gewebe, Blähungen

Wir wollen eine Kategorie nach der anderen betrachten und sehen, was jeweils passieren und was zur Linderung getan werden kann.

Hitzewallungen, Blutandrang, Schweissausbrüche

Oft klagen Frauen über mehr oder weniger starke Hitzewallungen und extreme Gesichtsrötung. Der Grund dafür ist unbekannt. Sie scheinen aufzutreten, wenn das Klimakterium bereits begonnen hat, und könnten mit der Umstellung der Östrogenproduktion zusammenhängen. Sie sind eigentlich harmlos, aber unangenehm.

Was Sie tun können

- Vermeiden Sie extremen und pötzlichen Temperaturwechsel, sowohl kalte, starke Winde wie zuviel Sonne.
- Vermeiden Sie emotionale Belastungen und enge Räume.
- Verzichten Sie auf alle anregenden Getränke wie Alkohol, Kaffee oder Tee und auf zu heiße Getränke.
- Hilfreich sind Kräutertees aus Salbei, Limonenblüten, Kamille und Pfefferminze.
- Behandeln Sie Ihre Haut nur mit milden Produkten. Evian-Spray eignet sich gut gegen Stauungen im Gewebe und erleichtert beim Gefühl übermäßiger Hitze.
- Verzichten Sie auf stark gewürzte und zu heiße Speisen, Fleisch und Zucker.
- Vitaminzufuhr kann helfen. Versuchen Sie Vitamin C, E, den B-Komplex und Dolomit (Kalzium und Magnesium).
- Geben Sie das Rauchen auf; es steigert den Blutandrang.
- Hitzewallungen sind besonders nachts mit Schweißausbrüchen verbunden. Dabei ist nicht unbedingt der ganze Körper betroffen, sondern beispielsweise nur Kopf und Füße. Es ist zwar schwer zu akzeptieren, daß dies zur Reinigung des gesamten Körpers beiträgt, aber so ist es tatsächlich.
- Leichte Gymnastik ist gut, doch überanstrengen Sie sich nicht.

Empfehlenswerte aromatherapeutische Behandlungen

- Gesichtskompressen mit Kamillenlotion, Hamamelis, Rosen- oder Orangenblütenwasser.
- Ein beruhigendes und entstauendes Gesichtsöl besteht aus einer ein- bis zweiprozentigen Mischung in Jojoba-, Weizenkeim- oder Johanniskrautöl.

Besonders geeignet sind Essenzen aus Kamille, Neroli, Rose, Sandelholz, Salbei und Geranie.

- Anwendung von Kamillenessenz. Blutandrang kann die feinen Kapilläräderchen insbesondere im Gesicht zum Platzen bringen – sie müssen daher gut geschützt und gestärkt werden. Ätherisches Kamillenöl eignet sich dazu ausgezeichnet, entweder in Jojoba- beziehungsweise Weizenkeimöl oder in einer Bienenwachszubereitung. Jede Creme mit Azulen (einem Kamillenbestandteil) tut gut. Ätherische Sandelholz- und Rosenöle können in gleicher Weise angewandt werden.
- Ein Körperöl mit lindernden Essenzen, beispielsweise aus Kamille, Neroli, Rose, Sandelholz und Geranie, ergänzt durch Pfefferminze mit den kühlenden Eigenschaften. Wir empfehlen zwei bis vier Prozent der Mischung in Sojaöl.
- Viermal wöchentlich ein aromatisches Bad – entweder mit entspannender Lavendel-, kreislaufbelebender Geranien- oder stauungsabbauender Sandelholzessenz. Achten Sie darauf, daß das Wasser nicht zu heiß ist – es könnte sonst genau die entgegengesetzte Wirkung eintreten.
- Ein Heilerdefußbad viermal pro Woche, aus einem guten Eßlöffel voll Heilerdepulver, gut verrührt in einer Schüssel mit warmem Wasser, um Schlackengifte und Unreinheiten auszuscheiden. Lassen Sie die Füße zehn bis fünfzehn Minuten lang weichen.

Zu hoher Blutdruck

Je nach Schwere des Falls überweisen wir die Patientin zum Arzt. Manchmal sind die Frauen leicht ärgerlich und frustiert – genau die richtigen Vorbedingungen für Bluthochdruck. In diesen Fällen kommt es nicht so sehr auf eine radikale Änderung der Lebensweise an als vielmehr darauf, zu lernen, die Dinge so zu nehmen, wie sie nun einmal sind. Niemand ist vollkommen, und es ist wichtig, sich selbst mit allen Mängeln und Fehlern zu sehen und zu akzeptieren.

Was Sie tun können

- Streß hat schädliche Auswirkungen und führt oft zu hohem Blutdruck. Überfordern Sie sich deshalb nicht selbst, und entspannen Sie, so oft es geht.
- Vermeiden Sie Streit. Es ist besser, Situationen aus dem Weg zu gehen, die Ärger und Enttäuschung verursachen könnten, als das Steigen Ihres Blutdrucks zu riskieren.
- Hoher Blutdruck kann zu starkem Blutandrang führen; ratsam ist daher eine leichte, reinigende Diät mit viel Obst und Gemüse sowie der Verzicht auf Spirituosen, Nikotin, fette und stark gewürzte Speisen, Fleisch und zuviel Salz.
- Knoblauch ist ausgezeichnet bei hohem Blutdruck.
- Rutin (ein Buchweizenextrakt) und das ätherische Öl der Nachtkerze können helfen; wenn Sie Medikamente einnehmen, sollten Sie jedoch erst Rücksprache mit dem Arzt nehmen.

Empfehlenswerte aromatherapeutische Behandlungen

- Es kommen alle beruhigenden und kreislaufunterstützenden Essenzen in Gesichts-, Körper- und Badeölen in Betracht. Zu den geeigneten Essenzen gehören Basilikum, Kamille, Geranie, Lavendel, Neroli und Sandelholz. Wenn die Patientin sehr hohen Blutdruck hat, wird die Therapeutin sie bitten, die Aromatherapie vor Beginn mit ihrem Arzt abzusprechen. Wenn der Arzt einverstanden ist, sollte die Behandlung weder zu lang noch zu tief sein und eher auf Entspannung abzielen.

Zu niedriger Blutdruck

Niedriger Blutdruck ist bei Frauen relativ häufig und verlangt einige Vorsicht. Möglicherweise läßt die Therapeutin die Patientin auf einem kleinen Kopfkissen liegen und achtet darauf, daß sie nicht zu rasch aufsteht, um Schwindelgefühle oder – im Extremfall – sogar eine Ohnmacht zu verhindern.

Was Sie tun können

- Gehen Sie viel an der frischen Luft spazieren – aber nicht bis zur Erschöpfung.
- Tun Sie alles mit Maßen.
- Achten Sie auf gesunde, stärkende Ernährung mit viel Eiweiß, Obst und Gemüse; nehmen Sie ein Multivitamin- und Mineralstoffpräparat.

Empfehlenswerte aromatherapeutische Behandlungen

- Ein Gesichtsöl auf der Basis von Jojobaöl und einer dreiprozentigen Mischung aus Patschuli-, Rosen- und Sandelholzessenz, mit einem zusätzlichen Tropfen Geranie zur Verstärkung. Menschen mit niedrigem Blutdruck leiden oft unter sehr trockener Haut und sind recht blaß. Dagegen hilft diese Mischung sehr gut.
- Ein stärkendes Körperöl aus einer vierprozentigen Mischung von Geranien-, Ylang-Ylang- und Lavendelessenz in Jojoba- oder Weizenkeimöl.
- Ein entspannendes Badeöl mit Lavendel- oder Geranienessenz.

Herzklopfen

Herzklopfen ist in der Regel die Folge einer Nervenreaktion.

Was Sie tun können

- Gönnen Sie sich so viel Ruhe wie möglich.
- Versuchen Sie, Ihr Nervensystem zu durchschauen und den Grund dieser Überreaktion herauszufinden; dann können Sie den Auslösefaktor vielleicht vermeiden.

Empfehlenswerte aromatherapeutische Behandlungen

- Nervenstärkende ätherische Öle, etwa Lavendel, Neroli, Petitgrain und Vetiver, sind gut in Körperölen, sowohl für die Praxis wie für die Behandlung zu Hause.

* Entspannende Bäder mit Lavendel- oder Rosmarinessenz als ausgleichendes Herzmittel.

Anämie / Blutarmut

Anämie macht vielen Frauen in dieser Lebensphase zu schaffen, insbesondere, wenn sie tendenziell starke Blutungen haben. Bei schwerer Anämie wird die Aromatherapeutin ihre Patientin zum Arzt schicken.

Was Sie tun können

* Eisentabletten bekommen nicht allen Menschen gut und können Verstopfung verursachen. Molasse ist ein guter Ersatz.
* Zu empfehlen ist gesunde, stärkende Kost mit viel Eiweiß, Obst und Gemüse. Zusätzliche Vitamingaben zur Unterstützung.
* Gönnen Sie sich viel Ruhe.

Empfehlenswerte aromatherapeutische Behandlungen

* Ein Gesichtsöl mit dreiprozentiger Kombination aus ätherischem Rosenöl, das hervorragend zur Regulierung des endokrinen Systems beiträgt, und aufmunternde Ylang-Ylang-Essenz in Jojoba- oder Weizenkeimöl. Je ein Tropfen Geranien- und Jasminessenz zusätzlich verstärken die Mischung.
* Ein Körperöl mit einer vierprozentigen Mischung aus Ylang-Ylang- und Rosenessenz in Calendulaöl.
* Ein Badeöl mit stark entspannendem ätherischem Lavendelöl. Die Behandlung sollte nicht zu tief gehen. Ziel ist die Harmonisierung des gesamten Körpers und die Anregung des Blutkreislaufs.

Depression, Gereiztheit, Stimmungsschwankungen

Bei Frauen mit leicht depressiver Stimmung kann sich diese Tendenz in der Zeit hormoneller Umstellung noch verstärken. Zwar können auch Frauen mit optimistischer Grundeinstellung betroffen sein, wahrscheinlich jedoch nur leicht und vorübergehend.

Viele Frauen, die ihr ganzes Leben der Familie geopfert haben, fühlen plötzlich eine große Leere, wenn die Kinder das Elternhaus verlassen. Das kann zu einem der wesentlichen Auslösefaktoren für Depressionen in dieser Zeit werden.

In diesem Lebensabschnitt fühlen sich Frauen oft schwächer, empfindsamer und verletzbarer. Die Natur gibt dem Körper ein Zeichen, daß es Zeit ist, etwas langsamer zu treten und Streß zu vermeiden.

Was Sie tun können

* Beugen Sie düsteren Stimmungen, Ärger und Frustationsgefühlen vor, indem Sie sich mehr auf Interessen außer Haus konzentrieren. Betätigen Sie sich körperlich, gehen Sie spazieren, versuchen Sie sich in einer neuen Sportart, suchen Sie sich ein neues Hobby oder eine ehrenamtliche Tätigkeit.

- Wenn ambivalente Gefühle Sie verwirren, können Sie versuchen, sie aufzuschreiben, um sie zu klären.
- Denken Sie positiv! Und versuchen Sie, die helleren Seiten des Lebens zu sehen. Dem eigenen Rhythmus entsprechend zu leben, ist ein großer Luxus – Sie sollten das genießen!
- Jetzt ist es an der Zeit, daß Sie Ihrem Partner wieder näherkommen. Vielleicht arrangieren Sie sogar eine Art zweite Flitterwochen?
- Versuchen Sie, auf harte Drogen und Medikamente ganz zu verzichten. Oft sind mit dem Konsum Persönlichkeitsveränderungen verbunden, und manchmal ist es schwer, eine Sucht zu verhindern.
- Gegen Schlafstörungen sind Tabletten nicht das richtige Mittel. Beobachten Sie sich einmal genau, und entscheiden Sie dann, was Sie zur Schlafförderung tun können. Trinken Sie beispielsweise nichts so Anregendes wie Kaffee oder Weißwein, sondern Kräutertees aus Kamille, Limonenblüte oder Melisse. Machen Sie einen Spaziergang vor dem Schlafengehen, regen Sie Ihren Geist nicht mehr zu sehr an, wählen Sie Ihre Bettlektüre eher aus dem entspannenden als aus dem spannenden Genre.

Empfehlenswerte aromatherapeutische Behandlungen

- Legen Sie unter Ihr Kopfkissen ein Taschentuch mit einem Tropfen Neroli- oder Vetiveressenz.
- Ein entspannendes Bad vor dem Schlafengehen mit ätherischem Petitgrain- oder Lavendelöl.

Schwache oder sehr starke Regelblutungen

Schwache Blutungen, die allmählich ganz aufhören, sind ein Segen. Starke Blutungen hingegen können eher problematisch werden – nicht nur körperlich, weil sie Kraft kosten und Anämie verursachen können, sondern auch in emotionaler Hinsicht. Ursache kann eine Fasergeschwulst sein.

Was Sie gegen starke Blutungen tun können

- Ratsam ist eine gründliche ärztliche Untersuchung.
- Achten Sie darauf, daß Sie genug Ruhe bekommen.

Empfehlenswerte aromatherapeutische Behandlungen

- Massagen, die ganz zweifellos helfen werden, aber nicht zu tief gehen sollten
- Lavendel- und Rosmarinessenz sowohl im Körper- wie im Badeöl.

Gewichtszunahme, Flüssigkeitsansammlungen, Blähungen

Flüssigkeitsansammlungen sind zu einem gewissen Grad bei Frauen in dieser Zeit unvermeidlich. Blähungen treten häufig auf und sind sehr unangenehm. Es gibt jedoch gewisse Gegenmittel.

Was Sie tun können

- Am besten ist vegetarische Ernährung, mit viel entwässerndem Obst und Gemüse, etwa Sellerie, Zwiebeln, Lauch, Trauben und Melonen.

- Trinken Sie Kräutertees aus Löwenzahn oder Salbei, die allesamt natürlich entwässernd wirken.
- Am besten ist es, zu den Mahlzeiten nichts zu trinken. Meiden Sie Spirituosen und Kaffee.
- Kelp-Tabletten sind ausgezeichnet zur Flüssigkeitsregulierung.

Empfehlenswerte aromatherapeutische Behandlungen

- Körperöl aus einer fünfprozentigen Kombination von Lavendel-, Salbei-, Rosmarin- und Geranienessenz in Sojaöl verbessert und stimuliert den Blut- und Lymphkreislauf.
- Aromatische Lavendel- und Rosmarinbäder ergänzen die Wirkung des Körperöls.
- Gesichtsöl aus einer dreiprozentigen Kombination von Sandelholz-, Basilikum- und Rosenessenz in Jojobaöl.

Zusammenfassung

Frauen im Klimakterium erleben die aromatherapeutische Behandlung meist als große Hilfe. Sie fühlen sich nicht nur körperlich besser, sondern finden auch neuen Mut durch die Unterstützung, die sie von der Therapeutin erfahren, was sie wiederum dazu anregt, selbst mehr auf sich zu achten.

Ein optimistischer Ausblick zum Abschluß: Immer mehr Frauen bleiben feminin und attraktiv, erfolgreich und aktiv in dieser Lebensphase – lebendiger Beweis für einen positiven Neuanfang.

Erfahrungen einer Frau

Pamela Jenkins, Anfang Fünfzig, war schon jahrelang begeistert von Aromatherapie. Im Verlauf des Klimakteriums hatte sie über zwölf Kilo zugenommen, und nun wollte sie gründlich abnehmen – aber auf vernünftige Weise.

Vier Wochen standen ihr zur Verfügung, frei von allen Verpflichtungen in ihrem turbulenten und anstrengenden Beruf. Da erschien ihr ein spezieller Aromatherapiekurs mit dem Ziel Gewichtsreduzierung als richtiger Ansatz.

Regelmäßig zweimal pro Woche ging sie zu einer Therapeutin, die ihr sehr einfühlsam erschien und sympathisch war. Über die aromatherapeutischen Massagen hinaus bekam sie hier die nötige und sehr willkommene Rückendekkung zum Durchhalten einer Schlankheitsdiät und eines Gymnastikprogramms. Ihre Entschlossenheit wurde dadurch sehr unterstützt.

Nach diesem Monat fühlte Pamela sich nicht nur locker und entspannt, sondern zugleich auch angeregt, belebt und voll neuer Kraft – wie mit frisch aufgeladenen Batterien. Die körperlichen und geistigen Anspannungen, die sie zuvor belastet hatten, waren wie weggeblasen.

Mit Hilfe ihrer Therapeutin hatte sie ein ausgezeichnetes Pflegeprogramm für zu Hause entwickelt, das sie noch lange nach Ende der Behandlung weiterführen konnte. Alles in allem war sie begeistert vom Gesamtergebnis.

Übergewicht

Im Altertum galt Übergewicht als Zeichen von Wohlstand und Ansehen. Heute wird es als beachtliches Problem angesehen. In einigen Kulturen ist es noch hochgeschätzt, in unserer westlichen Gesellschaft jedoch passé. Medien und Mediziner lassen uns nicht im Zweifel darüber, daß dieser Zustand ebenso ungesund wie unansehnlich ist.

Übergewicht entsteht durch übermäßig viel Fett oder Wasser, oder beides im Körper. Es reicht von ein paar überschüssigen Pfunden bis zur Fettleibigkeit, die bei zwanzig bis dreißig Prozent über dem Durchschnittsgewicht liegt.

Es gibt unterschiedliche Gründe für Übergewicht, die wir nun nacheinander betrachten wollen.

Flüssigkeitsansammlung im Gewebe

Hier handelt es sich um den klassischen Fall der »Schwamm-Frau«. Die betroffenen Frauen gehören meist zum wohlproportionierten, weiblichen Typ und produzieren einfach zu viele weibliche Hormone. Flüssigkeitsansammlung im Gewebe kann in jedem Alter auftreten, ist jedoch häufiger in der Pubertät, zu Beginn der Regelblutung und in der Menopause.

Zur aromatherapeutischen Massage gehören viele Griffe, die die Lymphdrainage unterstützen, also wirksam die Entwässerung fördern. Streß verringert die Blut- und damit die Lymphzirkulation, deshalb verstärken alle Griffe mit entspannender Wirkung die positiven Effekte der Behandlung.

Massage muß daher tief und entspannend sein, zugleich aber das ganze System in allen Funktionen anregen. Wir verwenden Gesichts- und Körperöle mit entwässernden ätherischen Ölen, etwa Zypresse, Wacholder, Lavendel, Zitrone, Rosmarin, Salbei, Sandelholz und Thymian.

Körper- und Badeöle mit denselben Essenzen wie in der Praxisbehandlung sollten auch zu Hause verwendet werden. Durch Überarbeitung wird der Zustand noch schlimmer, daher sind Ruhepausen sehr wichtig. Hilfreich wirkt körperliche Bewegung, etwa in Form von Spaziergängen an der frischen Luft.

Wir empfehlen unseren Patientinnen, ihre Ernährungsgewohnheiten zu überprüfen, nicht so viel Salz zu verwenden und keinen Alkohol zu trinken, weil beides Wasser im Körper bindet. Während der Mahlzeiten sollte am besten nichts getrunken werden. Manche Früchte und Gemüse haben stark entwässernde Eigenschaften, etwa Erdbeeren, Melone, Trauben, Ananas, Sellerie und Lauch. Zu den entwässernden Kräutertees gehören Eschenblätter, Kirschstengel, Löwenzahn und Kletten.

Fetteinlagerungen

Nicht nur übergroße Essensportionen, sondern allzuoft auch falsche Nahrungsmittel und eine schlechte Zusammensetzung der einzelnen Bestandteile sind hier die Ursache.

Wenn wir es mit einer Patientin zu tun haben, die in ärztlicher Behandlung ist und eine bestimmte Diät hält, mischen wir uns nicht ein. Ansonsten geben wir Ratschläge für eine gesunde Ernährung.

Wenn die Patientin nicht genug starken Willen hat, die Diät aus eigener Kraft durchzuhalten, und die Unterstützung einer Gruppe braucht, raten wir ihr, sich den Weight Watchers anzuschließen. Zweifellos ist es für viele Frauen einfacher, Diät zu halten, wenn sie sich als Teil einer Gruppe fühlen und regelmäßig kontrolliert werden. Wenn in Fällen extremer Fettleibigkeit die Patientin noch nicht in medizinischer Behandlung ist, empfehlen wir ihr, zum Arzt zu gehen.

Es ist schwierig, bei starkem Übergewicht aufgrund von Fetteinlagerungen die Druckpunkte auf dem Rücken zu behandeln. Wir konzentrieren uns daher auf die Reflexzonen der Fußsohlen und des Kopfes sowie auf die zugänglichen Lymphknoten. Die Massage mit Wacholder-, Zitronen-, Orangen-, Rosmarin-, Rosen- und Salbeiessenz muß tief greifen und langsam ausgeführt werden. Die Harmonisierung des ganzen Körpers fördert zugleich sein besseres Funktionieren und beschleunigt die Stoffwechselprozesse.

Zur Pflege zu Hause gehören Körper- und Badeöle mit denselben Essenzen wie in der Praxis. Die regelmäßige wöchentliche Behandlung während der Schlankheitskur ist wichtig, weil das Körpergewebe die Tendenz hat, zu erschlaffen; dagegen und zur Muskelstraffung hilft Massage.

Zusätzliche Unterstützung kommt von Kräutertees. Ganz besonders empfehlen wir Eschenblätter, die ausgezeichnet reinigen, Löwenzahn, der die Nieren anregt, und Salbei, der das gesamte System der inneren Sekretion beeinflußt.

Nervliche Ursachen

Übergewicht kann auch als Folge traumatischer Erlebnisse, wie eines schweren Schocks, eines Todesfalls in der Familie oder einer ernsthaften Krankheit, entstehen, die alle eine gewisse emotionale Unausgeglichenheit verursachen. Die Behandlung muß dann zugleich beruhigen und das Nervensystem anregen.

Bei der Massage liegt die Betonung auf Entspannung. Griffe, die das Energiefeld ausbalancieren, führen zum Spannungsabbau. Die Massage darf nicht zu tief gehen, weil das Nervensystem ihr nicht gewachsen wäre. Die ätherischen Öle für diese Behandlung werden wegen ihrer beruhigenden und ausgleichenden Wirkung auf das Nervensystem ausgesucht; dazu gehören Basilikum, Kamille, Lavendel, Majoran, Neroli, Orange, Tangerine, Vetiver und Ylang Ylang.

Zur Weiterbehandlung daheim empfehlen wir Körper- und Badeöle in derselben Zusammensetzung wie bei den Praxisprodukten. Empfehlenswert ist es auch, morgens und abends einen einzigen Tropfen Vetiver- oder Majoranessenz auf dem Sonnengeflecht gegen den Uhrzeigersinn einzumassieren. Gerichte mit reichlich Würzpflanzen wie Salbei, Rosmarin, Petersilie, Basilikum, Majoran und Thymian regen den Gallenfluß an und wirken ausgleichend auf den Verdauungstrakt. Zu den hilfreichen Tees gehören Kamille, Limonenblüten, Zitronenverbene und Melisse.

Ganz allgemein ist es schwierig, ohne psychologische Unterstützung bei dieser Art von Leiden zufriedenstellende Ergebnisse zu erzielen. Viele Menschen betrachten ihr Fett als eine Art Schutzschild, auf das sie nicht verzichten können, wenn sie nicht zuvor das Problem gelöst haben, das diese Art der Verteidigung erforderlich machte.

Entgleisung des Systems der inneren Sekretion

Auch eine Fehlfunktion der inneren Sekretion kann zu Übergewicht führen. Zeitweise kann das Problem noch vergrößert werden, etwa durch den Beginn der Menopause.

Die Massage ist in diesem Fall tief, langsam und entspannend, unter Betonung jener Griffe, die den Kreislauf anregen und auf die mit dem endokrinen System verbundenen Nervenpunkte wirken. Dazu verwenden wir die ätherischen Öle von Zypresse, Geranie, Lavendel, Rose, Rosmarin, Salbei und Ylang Ylang.

Wir geben der Patientin für die Pflege zu Hause Körper- und Badeöle, die dieselben Essenzen enthalten wie die zur Behandlung in der Praxis. Außerdem empfehlen wir Kräutertees, insbesondere Salbei.

Erbliche Faktoren

Auch erbliche Faktoren können Menschen anfällig machen für Gewichtsprobleme. Wenn man den familiären Hintergrund dieser Menschen betrachtet, wird man diese Tendenz bei vielen anderen Familienmitgliedern feststellen. Das kann an vererbten Genen liegen – häufiger jedoch liegt es an derselben Lebensweise, etwa an ungesunder Ernährung und zuwenig Bewegung. Bei der Anfangsberatung bewerten wir die Lage gemeinsam mit der Patientin und folgen dann entweder dem Programm bei Wasseransammlung oder dem gegen Fetteinlagerungen im Gewebe.

Beinpflege

Jede Frau träumt davon, schöne Beine zu haben. Probleme mit den Beinen bedeuten nicht nur weniger Attraktivität, sondern oft genug auch Schmerzen.

Legorama

In unserer Praxis haben wir eine Komplettbehandlung namens Legorama entwickelt, die jeweils auf die ganz persönlichen Bedürfnisse einer Patientin und den Zustand ihrer Beine abgestellt wird. Die zehn Sitzungen sollen möglichst im Rhythmus von zwei Behandlungen pro Woche stattfinden.

Zu jeder der einstündigen Behandlungen gehört eine ganz spezifische Beinmassage mit einer besonderen kreislaufstärkenden Mischung ätherischer Öle, die zugleich Lymphdrainage und Hautbeschaffenheit verbessern.

Die Bestandteile sind Zypresse, die die Venen pflegt, Wacholder mit seiner ausgezeichnet reinigenden Wirkung, Geranie, die insbesondere den Kreislauf anregt, Lavendel, der nicht nur entwässert und Schmerzen stillt, sondern auch gut für die Haut ist, Rosmarin gegen Steifheit, Muskelermüdung und Wasseransammlungen, straffendes und entwässerndes Sandelholz, das zugleich die Haut besänftigt und lindert, Salbei zur Pflege der inneren Sekretion und der stark antiseptische Thymian, der Schmerzen stillt und Flüssigkeitsstaus abbaut.

Die Verwendung von Heilerde

Zweiter Teil der Behandlung ist der Einsatz von Heilerdekompressen. Dazu werden Kompressen in Heilerdelotion mit Zusatz ätherischer Öle getränkt und dann direkt auf die Beine aufgelegt.

Heilerde hat unschätzbare therapeutische Eigenschaften und wurde schon im Altertum gegen vielerlei Übel verwendet. Diese schwere, ölige Erde kann grün, rot, grau oder weiß sein und ist eine lebende Substanz, die Krankheitserreger bekämpft und die Neubildung gesunder Zellen unterstützt.

Genau wie die Essenzen ist sie stark antiseptisch. Sie hat enormes Aufnahmevermögen – in solchem Ausmaß, daß Giftstoffe aus dem menschlichen Körper buchstäblich zu der behandelten Stelle hingezogen werden. Außerdem desodoriert sie und schützt gegen Strahlung.

In der Heilerdelotion verwenden wir entweder ätherisches Geranien- oder Pfefferminzöl. Geranie strafft, heilt und zieht das Gewebe zusammen, was bei Krampfadern und dem Blutkreislauf insgesamt nützt; Pfefferminze wirkt antiseptisch, adstringierend, kühlend und lindernd.

Gegenanzeigen

Wenn Sie in irgendeiner Art ärztlicher Behandlung sind, sollten Sie vor Beginn dieser Aromatherapie mit Ihrem Arzt sprechen – insbesondere, wenn Sie schwanger sind, vor kurzem ein Kind bekommen haben oder frisch operiert sind. Bei allen fortgeschrittenen, schweren Beinerkrankungen sollten Sie auf jeden Fall ärztlichen Rat einholen.

Behandlung zu Hause

Wie bei jeder anderen Behandlung beruht auch hier der Erfolg auf der Regelmäßigkeit einschließlich der Weiterbehandlung zu Hause mit eigens zubereiteten Präparaten. Behandlung zu Hause und in der Praxis sollten nicht am selben Tag stattfinden.

Körperöle

Verteilen Sie das Öl gleichmäßig auf den Beinen. Setzen Sie sich dazu auf, und bearbeiten Sie kräftig die Beine mit vorwärts und rückwärts sich kreuzenden Händen in Richtung Herz. In Rückenlage massieren Sie dann die Beine von den Füßen bis zu den Oberschenkeln, als wollten Sie einen Strumpf anziehen.

Lotionen

Verwenden Sie die Heilerdelotion pur oder mit Zusatz von Pfefferminz- beziehungsweise Geranienessenz (1 Teelöffel Heilerdepulver auf ein Glas Wasser). Sie machen ein Paar alte Strümpfe naß, wringen sie aus und tränken sie in der Lotion. Dann ziehen Sie sie an, legen sich eine Stunde lang hin oder bleiben mit hochgelegten Beinen sitzen, bis die Strümpfe trocken sind.

Badeöle

Bleiben Sie nicht länger als zehn bis fünfzehn Minuten in der Wanne; nehmen Sie kein zu heißes Bad – insbesondere bei Krampfadern kann sehr heißes Wasser das Leiden verschlimmern.

Welche Präparate bei welcher Erkrankung?

Das Präparat wird sorgfältig ganz auf den Zustand der Patientin abgestimmt. Wir empfehlen nach Beendigung der Behandlungssequenz und wenn alle Präparate für die häusliche Anwendung aufgebraucht sind, daß die Patientin sich vor weiteren Schritten mit ihrer Therapeutin berät.

Schwere, schmerzende Beine

Meist sind sie auf schwachen Kreislauf zurückzuführen und werden von kalten Füßen und einer bläulich-violetten Verfärbung begleitet.

Morgens massieren Sie beide Beine mit einem Körperöl auf Sojabasis mit Zypressen-, Geranien-, Sandelholz- und Salbeiessenz.

Abends wechseln Sie ab zwischen Lavendelbad, Rosmarinbad und Kompressen mit reiner Heilerdelotion; anschließend massieren Sie den ganzen Körper mit Geranien-Körperöl.

Geschwollene Knöchel und Füße

Oft sind Fetteinlagerungen, noch häufiger aber Flüssigkeitsansammlungen die Ursache.

Morgens massieren Sie die Beine mit Körperöl aus einer Kombination von Geranien-, Rosmarin- und Sandelholzessenz in Sojaöl.

Abends wechseln Sie ab zwischen Rosmarinbad, reinen Heilerdekompressen, Salbeibad und Heilerdekompressen mit Zusatz von Pfefferminzessenz. Abschließend massieren Sie den ganzen Körper mit Rosmarin-Körperöl.

Geplatzte Äderchen und Krampfadern

Sie entstehen durch die Brüchigkeit von Äderchen und durch schlechten Blutkreislauf. Morgens tragen Sie behutsam ein Körperöl auf Sojaölbasis mit einer Mischung aus Zypressen-, Geranien-, Lavendel- und Rosmarinessenz auf.

Abends wechseln Sie ab zwischen Salbeibad, Heilerdekompressen mit Geranienessenz, Rosmarinbad und reinen Heilerdekompressen. Zum Abschluß Massage des ganzen Körpers mit Geranien-Körperöl.

Verfärbte Flecken auf den Beinen

Ursache können Geschwüre, Verbrennungen, schlechter Blutkreislauf und andere Faktoren sein.

Morgens massieren Sie abwechselnd Sandelholz- und Wacholder-Körperöl in die Beine ein. Abends wechseln Sie ab zwischen Lavendelbad, reinen Heilerdekompressen, Salbeibad und Heilerdekompressen mit Zusatz von Pfefferminzessenz. Abschließend sollten Sie eine Körpermassage abwechselnd mit Wacholder- oder Sandelholz-Körperöl durchführen.

Frostbeulen

Frostbeulen gehören zu den Hautentzündungen. Sie kommen häufiger an den Füßen, aber auch an den Händen vor. Ursache sind unter anderem gestörter Blutkreislauf, Vitaminmangel und allgemein schlechter Gesundheitszustand.

Verteilen Sie morgens Körperöl mit Thymian- und Lavendelessenz auf den Beinen.

Abends wechseln Sie ab zwischen Kiefernadelbad, Kiefernadel-Körperöl, Lavendelbad und Geranien-Körperöl. Jeweils nach den Bädern reiben Sie zum Abschluß den ganzen Körper mit Geranien-Körperöl ein.

Allgemeine Ratschläge

Schlagen Sie beim Sitzen nicht die Beine übereinander, weil das den Blutkreislauf beeinträchtigt. Vermeiden Sie starke Temperaturschwankungen und Sonnenbäder, ganz besonders, wenn Sie Krampfadern haben. Tragen Sie bei sehr kaltem Wetter wollene Strumpfhosen. Schlafen Sie mit leicht hochgelagerten Füßen, und legen Sie tagsüber die Füße hoch, so oft es geht. Tragen Sie weder enge Kleidung noch enge Schuhe, weil dadurch sowohl Blut- wie Lymphkreislauf beeinträchtigt werden.

Körperliche Bewegung

Regelmäßige Bewegung, wie Laufen und Schwimmen, ist sinnvoll. Wassertreten oder Wattwanderungen mit Wasser bis zu den Knöcheln sorgt für ausgezeichnete Massage. Maßvolles Radfahren, Tanzen und gymnastische Übungen sind bei allen oben erwähnten Beinleiden zu empfehlen.

Ernährung

Ernähren Sie sich vernünftig, also fett- und zuckerarm, mit reichlich frischem Obst und Gemüse. Zuviel Eiweiß kann zu Übersäuerung führen. Essen Sie langsam, und kauen Sie gründlich.

Trinken Sie täglich mindestens eine Tasse Kräutertee, solange Sie in aromatherapeutischer Behandlung sind. Gegen geschwollene Füße, Knöchel und Beine helfen entwässernde Tees aus Löwenzahn, Kirschstengeln und Eschenblättern. Bei Krampfadern, schwachem Blutkreislauf und Frostbeulen empfehlen sich Thymian-, Weiß-, Rot-, Hagedorn- oder Lavendeltee und Zitronensaft. Nehmen Sie zusätzlich gefäßwandstärkendes Vitamin C und P ein, Rutintabletten und Vitamin E zur Kreislaufverbesserung.

Cellulite / Orangenhaut

Bei dieser Fehlfunktion im Zellgewebe ist im allgemeinen der Lymphkreislauf sehr schwach, weshalb sich Stoffwechselschlacken einlagern können, die Schmerzen verursachen. Das Gewebe fühlt sich entweder ganz hart oder ganz weich an. Die Haut sieht schwammig aus wie Apfelsinenschale.

Meist sind die Oberschenkel betroffen, manchmal auch andere Körperteile, wie Arme oder Schultern. Das Leiden kann in jedem Alter auftreten, unabhängig vom Gewicht der Person, auch bei ganz schlanken Frauen.

Es gibt vielerlei Ursachen, darunter Leberschwäche, allgemeine Vergiftung des Körpers – etwa durch falsche Ernährung, Überarbeitung, emotionale Aufregung, Streß oder Bewegungsmangel, eine Entgleisung der inneren Sekretion oder Veränderung der Eierstockfunktion, wie beispielsweise im Klimakterium.

Was Sie tun können

Wir empfehlen unseren Patientinnen eine entgiftende Diät – fleischlos, ohne Gewürze wie Salz, Pfeffer oder Senf, Verzicht auf Gebratenes, Soßen, fermentierten Käse, Geräuchertes und Gepökeltes, Zucker, Kuchen, Gebäck und andere Süßigkeiten. Trinken Sie statt Alkohol und süßer Limonaden entwässernde und reinigende Kräutertees, beispielsweise aus Eschenblättern oder Löwenzahn, die den Körper bei der Ausscheidung der Stoffwechselschlacken unterstützen.

Wie eine aromatherapeutische Behandlung hilft

Wir haben eine besondere Behandlung für dieses Leiden entwickelt. Damit sie optimal wirken kann, empfehlen wir mindestens zwei Termine pro Woche fünf Wochen lang.

Die Behandlung besteht in einer Körpermassage von der Taille an abwärts bis zu den Zehenspitzen. Die Therapeutin verwendet ätherische Öle, die entgiften, das Lymphsystem unterstützen und den Kreislauf beschleunigen. Dazu gehören Zypresse, Lavendel, Zitrone, Orange, Salbei und Tangerine. Die Druckstärke der Massagegriffe hängt ab von der Art der Cellulite und der Empfindlichkeit des Gewebes. Dann werden Umschläge mit Leinsamenschrot gemacht, um das Eindringen der Essenzen zu erleichtern und zugleich die Giftstoffe auszuscheiden.

Zum Pflegeprogramm zu Hause gehören Körper- und Badeöle mit denselben Zusätzen wie bei der Praxisbehandlung. Wichtig ist, daß die Patientin sich entspannt und möglichst oft ruht, damit der Körper sein Gleichgewicht wiedererlangen kann. Wir empfehlen auch Kurse für leichte Gymnastik.

Allgemeine Gesundheitsstörungen

Depression

Der Begriff Depression umfaßt ein weites Spektrum von Gemütszuständen zwischen leichter Traurigkeit und schwerer, behandlungsbedürftiger Erkrankung. Es handelt sich oft um einen schleichenden Prozeß, so daß sich die betroffene Person selbst und ihre Familie des Vorgangs gar nicht recht bewußt werden. Je eher er festgestellt wird, desto besser, weil damit die Erfolgschancen einer Behandlung steigen.

Meist fängt es mit chronischer Müdigkeit an, mit Mangel an Vitalität, Teilnahmslosigkeit und dem Empfinden, daß alles zur Last wird. Angstzustände können auftreten, verursacht durch reale Situationen oder auch ganz unbegründet. Manchmal entwickeln sich Phobien, und Angst und irrationales Verhalten prägen zunehmend das Leben dieser Menschen.

Der Tod einer geliebten Person, Scheidung, Beziehungsprobleme, Arbeitslosigkeit und schwere Krankheit können Depressionen auslösen, aber auch Schlaflosigkeit und zuviel Streß. Und wenn das System der inneren Sekretion nicht richtig funktioniert, wie beim prämenstruellen Syndrom, im Klimakterium und gelegentlich nach einer Entbindung, dann entsteht daraus allzuleicht eine Depression.

Jeder Mensch gerät gelegentlich einmal in ein Stimmungstief. Erst wenn davon Lebensqualität und normaler Tagesablauf beeinträchtigt sind, wird es ernst, und schwere Fälle von Depression bedürfen ärztlicher Behandlung.

Wie Aromatherapie helfen kann

Eine gute Aromatherapeutin kann Menschen mit gelegentlichen Depressionen sowohl durch die Anwendung aromatischer Präparate als auch durch Ermutigung zu einer positiveren Lebenseinstellung verhelfen.

Unabhängig davon, ob es sich um eine ganz neue oder schon länger dauernde Entwicklung handelt, geben wir eine anregende Massage in einem etwas schnelleren Rhythmus zur Aufmunterung. Stärkende Essenzen wie Lorbeer, Wacholder, Geranie, Lavendel, Rose, Jasmin und Ylang Ylang kommen zum Einsatz.

Oft erleichtert es schon entscheidend, wenn die Patientin ihre Sorgen mit der Therapeutin besprechen kann. Möglicherweise beginnt sie zu weinen, insbesondere, wenn das Sonnengeflecht, dieses wichtige Zentrum der Nervenbahnen und Magnetfelder, massiert wird. Tränen lassen auf wohltuende Weise jenen Emotionen Raum, die allzuoft unterdrückt werden und damit einen Großteil des Elends verursachen.

Die Therapeutin ermutigt die Patientin, ihre Lebensweise kritisch zu betrachten und Möglichkeiten der Selbsthilfe in Erwägung zu ziehen. Depressive Menschen ziehen sich oft aus ihren sozialen Beziehungen zurück und verlieren das Interesse an anderen; wir versuchen also von Fall zu Fall, sie neue Kontakte knüpfen zu lassen, etwa durch Beteiligung an Aktionen der Nachbarschaftshilfe für noch Bedürftigere.

Depressive Patientinnen freuen sich meist auf jeden Termin, vermutlich weil sie dort den einzigen Menschen finden, der ihnen zuzuhören bereit ist. Depressive mit ihrer eher negativen Lebenseinstellung werden von anderen Leuten ja oft gemieden. Um die Patientinnen auf einem gewissen Niveau zu halten, empfehlen wir in der Regel eine wöchentliche Behandlung.

Behandlungen zu Hause

Das von uns erstellte Programm zur häuslichen Pflege mit stimmungshebenden Körper- und Badeölen kann die Patientin selbständig durchführen. Wichtig ist die gesunde Ernährung. Versuche zeigen, daß eine ausgewogene Kost viel zur Verminderung irrationalen oder unbeherrschten Verhaltens beiträgt. Sogar sehr starke geistige oder emotionale Störungen lassen sich durch die richtige Diät mit reichlich Vitaminen und Mineralstoffen günstig beeinflussen; dadurch verbessert sich nicht nur das äußere Erscheinungsbild der Patientin, sondern auch die Chance der Rückkehr zu einem harmonischeren Leben.

Alkohol sollte gemieden oder nur in kleinsten Mengen genossen werden, weil jedes Gefühl gehobenerer Stimmung rasch vom nächsten Tief abgelöst wird. Unter diesen Bedingungen kann die Suche nach einem Halt allzuleicht in die Abhängigkeit von Alkohol oder anderen Drogen führen.

Sehr zu empfehlen ist dagegen mindestens eine Tasse Kräutertee pro Tag. Gegen Depressionen helfen vor allem Kamille, Hagedorn, Lavendel, Limonenblüte, Majoran, Melisse, Pfefferminze, Salbei, Thymian und Zitronenverbene.

Regelmäßige Bewegung und viel frische Luft verbessern den allgemeinen Gesundheitszustand. Yogaübungen sind besonders gut, weil sie nicht nur den Körper, sondern zugleich die mentale und emotionale Ebene beeinflussen. Wohltuend ist auch jede Art angenehmer Freizeitgestaltung, etwa Lesen oder das Hören schöner Musik.

Allergien

Allergien können die unterschiedlichsten Reaktionen auslösen, unter anderem auch Depressionen verschlimmern. Als Hautreaktionen lassen sie sich relativ leicht feststellen, häufig sind die Symptome allerdings nur vage und schwer zu bestimmen.

Wenn die Ursache möglicherweise in einem Getränk oder Gericht liegt, sollte sie gefunden werden. Am besten werden alle verdächtigen Nahrungs- oder Genußmittel nacheinander jeweils eine Woche lang vom Speisezettel gestrichen und die Ergebnisse aufgezeichnet, bis der allergieauslösende Faktor gefunden ist.

Schwere Depression

Leider gibt es schwere Fälle von Depression, die erst nach Jahren medikamentöser und psychotherapeutischer Behandlung überwunden werden können.

Selbst für solche Patientinnen können wir eine Hilfe bedeuten, allerdings wird es wohl nur kleine Fortschritte geben, und die Therapeutin braucht viel Geduld und Verständnis. Wir nutzen alle verfügbaren Mittel zur positiven Beinflussung als Gegengewicht zum Seelenzustand der Patientin.

Starke ätherische Öle wie Lorbeer, Geranie, Weihrauch, Lavendel, Rosmarin und Ylang Ylang kommen zur Anwendung bei einer etwas schnelleren Massage als üblich. Duft kann einen sehr stark aufmunternden Einfluß haben, und eine Besserung, wie gering sie auch sein mag, tritt nach unserer Erfahrung stets ein. Wir verwenden zum selben atmosphärischen Zweck im Behandlungsraum auch ätherische Öle in der Duftlampe.

Gelegentlich können Patientinnen so stark unter medikamentösem Einfluß stehen, daß sie unfähig sind, Ratschläge überhaupt zur Kenntnis zu nehmen. Auf lange Sicht jedoch führt Ausdauer zum Ziel. Zum Glück haben wir nur sehr wenige Patientinnen in diesem Zustand. Wann immer wir finden, daß Patientinnen ärztliche Hilfe benötigen, überweisen wir sie zum Hausarzt oder in eine homöopathische Praxis.

Grippe

Es gibt verschiedene Hausmittel zur Vorbeugung und Behandlung von Grippe.

Vorbeugung

Mit Beginn der kalten Jahreszeit im Herbst empfehlen wir unseren Patientinnen, Schutzmaßnahmen gegen Grippeviren zu ergreifen. Dazu gehören insbesondere eine Duftlampe und ätherische Öle wie Cajeput, Eukalyptus, Niauli, Kiefernadel und Thymian. Verwenden Sie die Essenzen einzeln oder als Mischung aus zwei oder drei, und sie schaffen eine sehr keimtötende Atmosphäre.

Darüber hinaus können Sie bei drohender Erkältung oder gegen verstopfte Nasenwege einen Tropfen Niauli auf ein Tuch träufeln und gelegentlich inhalieren. Reiben Sie jedoch die Nase nicht direkt mit der Essenz ein, weil Hautreizungen auftreten können.

Geben Sie abends ins Badewasser sechs Tropfen von einem der als stark antiseptisch und erkältungshemmend bekannten ätherischen Öle, etwa Cajeput, Eukalyptus, Niauli oder Kiefernadel.

Und vergessen Sie schließlich nicht Ihre regelmäßige Dosis Vitamin C, die das Immunsystem stärkt.

Wenn eine Erkältung im Anzug ist

Verwenden Sie eine Duftlampe mit den oben erwähnten Essenzen; trinken Sie alle drei Stunden eine Tasse heißes, abgekochtes Wasser zur Reinigung des gesamten Körpers. Dreimal täglich empfiehlt sich eine Tasse Thymiantee mit dem Saft einer halben Zitrone und einem Teelöffel Honig gegen die Ansteckungsgefahr.

Machen Sie sich ein Bad mit den oben erwähnten Essenzen und genießen Sie es zehn bis fünfzehn Minuten lang. In diesem Fall sollte das Bad schweißtreibend sein; vergessen Sie jedoch nicht, daß sehr heißes Wasser nicht zu empfehlen ist für Menschen mit Gefäßerkrankungen, hohem Blutdruck oder Krampfadern und auch nicht für werdende Mütter.

Wickeln Sie sich anschließend in einen Frotteebademantel zum Nachschwitzen, doch ziehen Sie sich wieder warm an, ehe Sie zu frösteln beginnen. Auf diese Weise wird man Giftstoffe los. Dann sollten Sie zu Bett gehen.

Nehmen Sie drei Tage nacheinander je ein aromatisches Bad; anschließend kehren Sie zum empfohlenen Rhythmus von vier aromatischen Bädern pro Woche zurück.

Essen Sie leichte Kost, solange Sie keine erhöhte Temperatur haben. Bei Fieber sollten Sie nur trinken.

Inhalieren Sie Niauli, wie oben beschrieben. Wenn der Brustkorb betroffen ist, sollten Sie sich morgens und abends mit einer zweiprozentigen Kombination aus Niauli-, Eukalyptus- und Kiefernadelessenz in Weizenkeimöl einreiben.

Ruhe ist wichtig, damit Ihr Körper die Infektion bekämpfen kann – bleiben Sie also im Bett, sooft und solange es geht.

Verdauungsbeschwerden

Menschen mit schlechter Verdauung haben leicht Blähungen, leiden an Übersäuerung und gelegentlich an Bauchschmerzen. Wenn Patientinnen über Verdauungsprobleme klagen, überprüfen wir als erstes ihre Ernährung und Essensgewohnheiten.

Zusammenstellung der Mahlzeiten

Oft ist eher die Zusammenstellung der Nahrungsmittel als irgendeine Einzelheit zu beanstanden. Es gibt ausgesprochen ungesunde Kombinationen, die zu Übersäuerung, Blähungen und Unwohlsein führen.

Seit langem schon empfehlen wir die Trennkostmethode, die vor über fünfzig Jahren William Howard Hay entwickelt hat. Das sogenannte Haysche System rät davon ab, Kohlehydrate und Eiweiß zugleich zu essen. Zur Verdauung von Eiweiß braucht der Körper Säuren, für Kohlehydrate dagegen Basen, und beides während einer Mahlzeit zu essen, kann Verdauungsstörungen hervorrufen.

Essgewohnheiten

Wir interessieren uns auch dafür, wie die Patientin ißt. Speisen müssen gut gekaut werden; langsames Essen unter angenehmen, harmonischen Bedingungen ist wichtig. Auf Befragung erklären neun von zehn unserer Patientinnen, daß sie eher zu hastig essen, sich gehetzt fühlen, beim Essen reden oder Lärmbelästigungen ausgesetzt sind.

Nach unserer Erfahrung müssen viele geringere Verdauungsprobleme auf den einen oder anderen dieser negativen Faktoren zurückgeführt werden.

Was Aromatherapie bewirken kann

In allererster Linie hilft Massage. Die Therapeutin bearbeitet insbesondere die entsprechenden Reflexzonen auf dem Rücken, um den Verdauungstrakt anzuregen und zu regulieren. Die Massagepräparate enthalten ätherische Öle wie Basilikum, Kamille, Majoran, Pfefferminze und Thymian, die allesamt die Verdauung positiv beeinflussen.

Wir empfehlen unseren Patientinnen, zum Essen nichts zu trinken, um Blähungen zu vermeiden. Ansonsten raten wir zu Kräutertees aus Kamille, Basilikum, Pfefferminze, Majoran oder Thymian, jeweils nach den Mahlzeiten.

Meist stellen wir fest, daß kleinere Verdauungsstörungen sich auf diese Weise beheben lassen. Wenn wir jedoch keinerlei Besserung bemerken und die Probleme zu tief sitzen, schicken wir die Patientin zur Diagnose und weiteren Beratung zu ihrem Arzt.

Emotionale Verstimmung

Häufig werden Verdauungsbeschwerden durch Verstimmungen im emotionalen Bereich ausgelöst. In solchen Fällen verbindet die Therapeutin entspannende Essenzen wie Lavendel und Vetiver mit anderen, die im Verdauungsbereich wirken, etwa Kamille, Majoran und Pfefferminze. Durch diese kombinierte Behandlung sollte sich das Gleichgewicht der Patientin wiederherstellen lassen.

Für die Pflege zu Hause empfehlen wir Körper- und Badeöle, die dem Verdauungstrakt guttun und dieselben Essenzen enthalten wie für die Behandlung in der Praxis.

Schmerzen

Schmerzen sind Anzeichen für eine Vielzahl von Problemen. Sie können durch übermäßige sportliche Betätigung oder Gartenarbeit ebenso entstehen wie durch Verletzungen, Rheuma, Arthritis oder Streß; sie können aber auch einfach Symptom einer Grippe sein und nur vorübergehend auftreten.

Unabhängig von der Ursache führt eine Behandlung mit ätherischen Ölen zur Verbesserung des Blutkreislaufs, zum Lösen von Stauungen und Flüssigkeitsansammlungen in Muskeln und Gelenken. Muskelkrämpfe können ausgesprochen schmerzhaft sein; Massage wirkt dann besonders lindernd, spannungslösend und bringt rasche Erleichterung.

Ätherische Öle

Wir verwenden den Umständen entsprechend ganz unterschiedliche Essenzen.

Salbei wirkt auf die innere Sekretion und gegen Flüssigkeitsansammlungen, Lavendel hat eine besonders krampflösende und nervenberuhigende Wirkung,

Rosmarin behebt Verstopfungen aller Art, Thymian mit seinen antiseptischen Eigenschaften verbessert die Beschaffenheit der Gelenke. Manchmal verwenden wir nur eine einzige Essenz, manchmal kombinieren wir zwei oder drei. Auf jeden Fall ist es eine vierprozentige Mischung, meist in Weizenkeim- oder Johanniskrautöl.

Behandlung zu Hause

Wir empfehlen unseren Patientinnen speziell zubereitete Körper- und Badeöle auf Basis der oben angesprochenen Essenzen. Für besonders entzündete oder schmerzende Stellen empfehlen wir warme Kompressen, zweimal täglich, mit einem einzigen Tropfen Salbei- oder Lavendelessenz. Sobald sie kalt werden, sollten Sie die Kompressen abnehmen.

Warme Umschläge mit Leinsamenschrot wirken ebenfalls sehr schmerzlindernd und sollten gleichfalls beim Erkalten abgenommen werden. Ein gründlich gewaschenes und geglättetes Wirsingblatt als Auflage auf schmerzenden Stellen kann ausgesprochen guttun, wenn es mindestens eine Stunde lang liegenbleibt.

Erfahrungen einer Frau

Rosemary Burr kam vor fast zehn Jahren zum erstenmal in die Praxis von Micheline Arcier gehumpelt: ein Bein in Gips, die Zehen schlimm gequetscht und Schmerzen am ganzen Körper. Man hatte ihr gesagt, Aromatherapie könne die Blutergüsse lindern, ihre Stimmung allgemein heben und zu neuem Wohlbefinden führen.

All das stellte sich tatsächlich als wahr heraus; die anschließende Entspannung war ein enormes Gegengewicht zu den Schmerzen durch das gebrochene Bein. Rosemarys Wangen bekamen wieder Farbe, die schmerzenden Knoten im Nacken verschwanden, und sie fühlte sich rundherum wohl. Obwohl das Gipsbein nun schon lange der Vergangenheit angehört, kommt sie immer noch regelmäßig zur Behandlung.

Zu Hause wiederholt sie die Erfahrungen aus der Praxis mit Badeölen, diesen köstlich duftenden Erinnerungen an ihre Behandlung.

Die Familie

Kinderpflege

Kinder leben genau wie Erwachsene in einer stark verschmutzten und belastenden Umwelt; Aromatherapie kann dazu beitragen, ihre Gesundheit zu bewahren und ihre Abwehrkräfte zu stärken. Der Anteil ätherischer Öle in Zubereitungen für Kinder ist deutlich geringer als für Erwachsene; er hängt nicht nur von der Schwere eines Leidens oder einer Störung ab, sondern auch von Alter und Größe des Kindes sowie von der Potenz der jeweiligen Essenz.

Babyalter

Babyhaut ist äußerst empfindlich, oft trocken und leicht entzündet.

Viele unserer Kundinnen bitten uns um eine Ölzubereitung für ihr Neugeborenes, und sofern kein echtes medizinisches Problem vorliegt, stellen wir eine Mischung zusammen, die für Körper und Gesicht gleichermaßen geeignet ist. Sie besteht aus einem Tropfen Essenz der Römischen Kamille auf 100 ml Mandelöl und sollte nur ganz schwach duften. Dieses Öl kann jedesmal beim Baden verwendet werden und ist besonders zur Reinigung der Kopfhaut geeignet, die leicht schorfig wird. Wir raten den jungen Müttern, das Öl ganz zart in die Babyhaut einzumassieren, ohne Druck auszuüben, mit besonderer Vorsicht im Bereich der Fontanelle.

Wenn das Baby unter Ekzem leidet, bereiten wir eine Mischung aus Römischer Kamille, Neroli oder Sandelholz in Johanniskrautöl zu. Ratsam ist eine Ernährung ohne Milchprodukte und später dann ohne Fleisch; ärztlicher Rat ist jedoch erforderlich.

Beim Wechseln der Windeln können Sie den Babypo nach dem Reinigen mit etwas Evian-Wasser besprühen; es ist basisch und deshalb wohltuend, weil Windelausschlag meist durch wunde Stellen aufgrund der Säure in Urin und Stuhl hervorgerufen wird. Lassen Sie die Haut an der Luft trocknen, und tragen Sie dann ganz wenig Öl oder eine hauchdünne Schicht Heilerde (besser als Babypuder) auf, die stark antiseptisch wirkt und keinerlei schädliche chemische Bestandteile enthält.

Badezeit

Wenn das Baby noch sehr klein ist, bekommt ihm ein Bad am Morgen am besten. Bis zum Alter von zwei Jahren würden ätherische Öle im Badewasser zu stark wirken; wir raten daher zu Kamillenabkochungen als Zusatz. Dazu kochen Sie zehn Minuten lang, je nach gewünschter Menge des Badewassers, fünf bis zehn Blüten der Römischen Kamille in einem Topf mit 300 ml Wasser, sieben den Sud durch und mischen ihn ins Bad.

In keinem Fall ist es ratsam, einem Bad für Kinder reine Essenzen zuzufügen; da sie sich nicht im Wasser auflösen, sondern auf der Oberfläche schwimmen, können sie leicht Augen und Haut des Kindes reizen.

Babyaugen lassen sich mit abgekochtem und wieder abgekühltem oder Mineralwasser reinigen. Die Alternative ist frisch zubereitete Kamillenlotion. Dazu gießen Sie 150 ml kochendes Wasser auf eine einzige Kamillenblüte, lassen sie zehn Minuten ziehen, sieben die Flüssigkeit durch und lassen sie vor Anwendung gründlich abkühlen.

Wenn ein Baby nach dem Baden nicht gut einschlafen kann, hilft ihm vielleicht eine lindernde Massage mit ganz wenig Körperöl. Schon fünf Minuten sind genug für ein unruhiges Kind.

Das Kinderzimmer

Zur Raumdesinfektion im Kinderzimmer bewährt sich eine elektrische Duftlampe mit einigen Tropfen Eukalyptus- oder Niauliessenz. Lassen Sie das ätherische Öl nicht eintrocknen, sondern schalten Sie die Duftlampe nach höchstens ein bis zwei Stunden wieder ab.

In einem Kinderzimmer mit Zentralheizung hält ein Luftbefeuchter die Atemluft auf einem zuträglichen Niveau für die Atemwege des Säuglings. In Gegenden mit starker Luftverschmutzung kann sich die Anschaffung eines Ionenaustauschers als sehr günstig erweisen.

Wenn die Nase Ihres Babys leicht verstopft ist, hängen Sie ein Taschentuch mit einem Tropfen Niauli- oder Cajeputessenz am Bettchen auf – aber außerhalb der Reichweite des Kindes.

Wenn Sie ein Baby schon von ganz klein an mit leichten, erfrischenden und aufmunternden Düften umgeben, tragen Sie ganz entscheidend zur Ausbildung seines Geruchssinns bei.

Um ein schwieriges Kind zu beruhigen, können Sie es mit schwachem Kamillentee versuchen: entweder pur oder gemischt mit Orangensaft. Entspannende Wirkung haben sowohl die Wiege als auch der Herzschlag der Mutter beim Herumtragen – diese Erinnerung an die friedlichen Zeiten vor der Geburt, als ihr Herz so beruhigend zu hören war.

Hitzepickel können sehr lästig sein, Schmerzen und Sorgen machen; lindernd wirkt da Evian-Spray. Achten Sie darauf, daß alle Kinderkleidungsstücke aus reiner Baumwolle sind.

Kleinkinder

Für ältere Babys ist ein Bad am Abend günstiger. Wir verfügen über eine ganze Reihe von Badezusätzen; dazu gehören stark antiseptische Essenzen wie Cajeput, Eukalyptus und Niauli und Tangerine wegen des Vitamingehalts, außerdem stärkender Wacholder sowie Kamille, Lavendel und Neroli wegen ihrer beruhigenden Wirkung und pflegenden Eigenschaften für trockene, empfindliche Haut. Am besten verwenden Sie ein Badepräparat mit besonderem Zusatz, der dafür sorgt, daß das ätherische Öl sich im Wasser verteilt und löst; andernfalls bleibt die Essenz an der Wasseroberfläche und kann zu Reizungen führen.

Gegen Schnitte, blaue Flecken und kleinere Verbrennungen empfehlen wir eine ganz schwache Dermarome-Lösung; sie kann mit einem Schwämmchen auf die betroffene Stelle aufgetragen werden und wirkt antiseptisch.

Bei Kindern mit Wachstumsstörungen haben wir deutliche Besserung feststellen können, wenn sie täglich nach dem Baden von Kopf bis Fuß mit einem Präparat aus Tangerineessenz in Sojaöl massiert wurden. Die genaue Konzentration muß individuell bestimmt werden.

Duftlampen leisten gute Dienste gegen Erkältungen und Entzündungen der Atemwege.

Vorschulkinder

Sobald Ihr Kind mit vielen anderen im Kindergarten zusammenkommt, steigt die Wahrscheinlichkeit, daß es sich mit allen möglichen Krankheiten ansteckt. Wir empfehlen Körperöle, die die Kinder gern und mit oft überraschendem Geschick selbst anwenden – vorausgesetzt, sie haben Gelegenheit dazu und werden genau über Sinn und Zweck der Sache aufgeklärt. Bekanntlich tun Kinder ja am liebsten alles, was sie bei den Eltern beobachten.

Cajeput-, Eukalyptus- und Niauliessenz bekämpfen Erkältungen; Lavendel, Majoran und Neroli wirken entspannend; Wacholder, Lavendel, Orange und Tangerine haben allgemein stärkende Eigenschaften.

Hautpflege bei Kindern

Die Gewöhnung an regelmäßige Hautpflege empfiehlt sich von klein auf. Manche Kinder leiden bereits unter trockener Haut, und die Neigung zu Pickeln ist weit verbreitet. Ein Gesichtspräparat auf der Basis von Sesamöl mit Kamillen- und Sandelholzessenz ist da ausgezeichnet, wobei die Konzentration wiederum individuell bestimmt wird.

Gelegentlich kommen in unsere Praxis neunjährige Kinder zur Behandlung. Ihre Mütter finden, daß wir sie besser informieren und anleiten können – auch Jungen mit Hautproblemen haben wir schon beraten.

Wir zeigen ihnen, wie einfach die Gesichtsreinigung ist, und erklären die Notwendigkeit einer gesunden Ernährung. Wir empfehlen eine Maske mit Heilerde pro Woche und zeigen, wie sich empfindliche Haut mit einer ganz dünnen Ölschicht schützen läßt. Mit Beginn der Pubertät haben wir gelegentlich Akneprobleme zu behandeln (siehe Seite 109 f.).

Männer

Viele unserer Patientinnen kaufen auch Präparate für ihre Partner; andererseits werden unsere Zubereitungen auch von Männern direkt erworben. Männern tun Körper- und Gesichtsöle genausogut wie Frauen, und deshalb haben wir eine besondere Pflegeserie für sie entwickelt.

Hautpflege

Genau wie bei Frauen können auch bei Männern ganz unterschiedliche Hautleiden auftreten.

In den vergangenen Jahren haben wir beobachtet, daß eine ständig wachsende Zahl von Männern besser auf sich und ihr Aussehen achtet – daß Hautpflege nicht mehr ausschließlich als Frauensache gilt.

Gesichtsöl

Wenn statt einer Aftershavelotion ein Gesichtsöl aufgetragen wird, hat das den Vorteil, daß die Gesichtshaut nicht nur geschützt und geglättet, sondern darüber hinaus noch verbessert und ernährt wird. Von Fall zu Fall paßt eine der folgenden Zusammenstellungen.

Empfindliche und verstopfte Haut: Eine zweiprozentige Mischung aus Lavendel- und Sandelholzessenz in Weizenkeim- oder Traubenkernöl.
Fettige Haut: Eine dreiprozentige Mischung aus Lorbeer- und Zitronenessenz in Soja- oder Traubenkernöl.

Aknehaut: Eine dreiprozentige Mischung aus Wacholder- und Zitronenessenz in Sesam- oder Sojaöl.

Trockene, faltige und vorzeitig gealterte Haut: Eine dreiprozentige Mischung aus Patschuli-, Sandelholz- und Ylang-Ylang-Essenz in Traubenkern- oder Weizenkeimöl.

Normale Haut: Eine dreiprozentige Mischung aus Basilikum-, Lavendel- und Ylang-Ylang-Essenz in Traubenkern- oder Sesamöl.

Körper- und Badeöle

Unser Standardsortiment von Körperölen und Badepräparaten wird von Frauen und Männern mit gleichem Erfolg angewandt. Es lassen sich aber natürlich auch besondere Körperöle für Männer zubereiten, wobei die Auswahl an ätherischen Ölen zwischen Lorbeer, Basilikum, Zypresse, Geranie, Zitrone, Lavendel, Niauli, Kiefernadel, Salbei, Sandelholz, Vetiver oder Ylang Ylang besteht und als Basis Sesam-, Soja- oder Traubenkernöl in Frage kommen. Die Körperöle können entweder morgens, abends oder nach einem aromatischen Bad einmassiert werden.

Register

Acne rosacea 18, 109 f.
Acne vulgaris 18, 109
Ägypten 8, 10
Allergien 134
Anämie 123
Aphrodisiaka 12
Arabien 8, 10
Atmungsorgane 16
Aufnahme der Öle im Körper 19

Babypflege siehe Kinderpflege
Bach-Blütentherapie 13
Badeöle 113 f.
Basilikum 24
Beinbeschwerden 130 ff.
  Bewegung 131
  Cellulite 132
  Ernährung 131
  Frostbeulen 131
  geplatze Äderchen und Krampfadern 130
  geschwollene Knöchel und Füße 130
  schwere, schmerzende Beine 130
  verfärbte Flecken auf den Beinen 131
Beinpflege 128–132
  Heilerde 129 f.
  Körperöle 129
  Legorama 128 f.
Bergamotte 26
Bewegung 87, 131
Blähungen 124 f.
Blutandrang 120 f.
Blutarmut siehe Anämie
Blutdruck, zu hoher 121 f.
  zu niedriger 122
Blutkreislauf 17, 56, 59, 67, 69, 71, 83

Cajeput 27, 86
Cellulite 132
China 8
Cremes, aromatische 113

Darmbereich 16
Depression 100, 123 f., 133 ff.
Dermatitis 18
Destillation 10, 20, 22

Eau admirable (Kölnisch Wasser) 12
Effleurage 56, 58, 60, 65 f., 70, 91, 96
Eigenschaften ätherischer Öle 16 ff.
Ekzeme 18, 111
Elektrolyse 112 f.
Emotionale Verstimmung und Verdauungsbeschwerden 137
Entspannung 51, 103 f.
Entzündungen 18
Epidemienbekämpfung 12
Ernährung 86, 103, 131, 136
Eukalyptus 29, 86
Europäer 10
Expression 22 f.
Extraktion 22

Fetteinlagerungen 74, 126
Flüssigkeitsansammlung 61, 74, 82, 96, 124 ff.
Fußbäder 114
Fußpflege 115

Gegenanzeigen der aromatherapeutischen Massage 53
Geranie 30, 86
Gereiztheit 123 f.
Gewichtszunahme 124 f.
Gewinnung ätherischer Öle 14
Griechenland 8, 10
Grippe 135 f.

Haarpflege 115
Handpflege 114
Hautpflege 105–115
  Acne rosacea 109 f.
  Acne vulgaris 109
  allergische Haut 110
  Ekzeme 111
  extrem trockene Haut 112
  fettige Haut 108 f.
  früh gealterte Haut 111 f.
  gereizte und entzündete Haut 18
  Kinder 141
  Männer 142
  Mischhaut 107, 108
  normale Haut 106
  trockene, empfindliche Haut 106 f.
Hebräer 10
Heilerde 129 f.
Herstellungsmethoden der Essenzen 20, 22 f.
Herzklopfen 122
Hitzewallungen 120 f.
Homöopathie 13

Indien 8
Inneres Sekretionssystem 17, 128
Insektenstiche 18
Jasmin 31

Kamille 86
Kiefernadel 39, 86
Kinderpflege 139 ff.
  Babyalter 139
  Badezeit 139 f.
  Hautpflege 141
  Kinderzimmer 140
  Kleinkinder 140 f.
  Vorschulkinder 141
Klimakterium 119–125
  Anämie 123
  Blähungen 124 f.
  Blutandrang 120 f.
  Depression 123 f.
  Flüssigkeitsansammlung 124 f.
  Gereiztheit 123 f.
  Gewichtszunahme 124
  Herzklopfen 122

Hitzewallungen 120 f.
Regelblutung 124
Schweißausbrüche 120 f.
Stimmungsschwankungen 123 f.
zu hoher Blutdruck 121 f.
zu niedriger Blutdruck 122
Kölnisch Wasser (Eau admirable) 12
Körperöle 113, 129
Körperpflege 113 f.

Lavendel 12, 32, 86
Legorama 128 f.
Lorbeer 25
Lymphdrainage 17, 50, 59, 61, 63, 67, 73, 77, 79, 82 f., 92 f., 96 f.

Männerhautpflege 142
Majoran 34
Massage und Massageanwendungen 50–83, 101 f.
Schwangerschaft 90–97
Massagegriffe 55–83, 90–97
Arm und Schultern 62–65, 78 f.
Bauch 80 f., 94 f.
Beine und Füße 66 f., 82 f., 96 f.
Kopf 55, 68–75, 78, 90
Nacken 54, 76 ff., 90, 93
Rücken 56–61, 91 ff.
Meditation 103
Medizinische Anwendung 18 f.
Menstruationsbeschwerden 116 ff.
Linderung 17
starke Blutung 118
Mischen von Essenzen 23
Müdigkeit, chronische 100

Nagelpflege 115
Natur der Pflanzenessenzen 14, 16
Neroli 35, 86
Nervensystem 17, 50, 59
Niauli 36, 86
Nieren- und Blasenbereich 17

Orange 37, 86
Orangenhaut siehe Cellulite

Parfümherstellung 10
Patschuli 38
Petitgrain 39
Petrissage 65, 71, 78, 91
Pfefferminze 38
Phytotherapie 13
Plastische Chirurgie 112
Poren, verstopfte 18
Prämenstruelles Syndrom 116
Psoriasis 18
Qualität(-sbestimmung) einer Essenz 16, 20

Raumdesinfektion 18
Reflexzonentherapie 50
Römer 10
Römische Kamille 28
Rose 40
Rosmarin 41

Salbei 42
Sandelholz 43, 86
Schlankheitskuren 17
Schmerzen 137 f.
Schönheitsoperationen 112
Schuppenflechte siehe Psoriasis
Schwangerschaft, aromatherapeutische Behandlung in der 84–97
Bewegung 87
Einstellung 84
Ernährung 86
passende Essenzen 86
Probleme 87 ff.
Ruhe 87
Schwarzer Pfeffer 26 f.
Schweißausbrüche 120 f.
Stimmungsschwankungen 123 f.
Streß 100–104
Entspannung 103 f.
Ernährung 103
Massage 101 f.
Meditation 103
Styrax 43

Tangerine 44, 86
Thymian 44 f.

Überdosierung der Essenzen 20
Übergewicht 126 ff.
erbliche Faktoren 128
Fetteinlagerungen 126
Flüssigkeitsansammlung 126
Inneres Sekretionssystem 128
nervliche Ursachen 127
Umgang mit Essenzen 23

Veilchenblätter 46
Verdauungsbereich 16
Verdauungsbeschwerden 136 f.
emotionale Verstimmung 137
Ernährung 136
Vetiver 45
Vier-Diebe-Essig 12

Wacholder 31
Warzen 18
Wechseljahre siehe Klimakterium
Weihrauch 36, 86
Wirkung ätherischer Öle 16 ff.
antibakteriell 10, 16
antirheumatisch 17
antiseptisch 10, 16 f.
antiviral 16
aufmunternd 18
herzstärkend 17
pilztötend 18
stark anregend 17
Wirkungen der Behandlung bei Schwangeren 85
Wochenbettdepression 89
Wundheilung 18

Ylang Ylang 47

Zitrone 33, 86
Zypresse 29